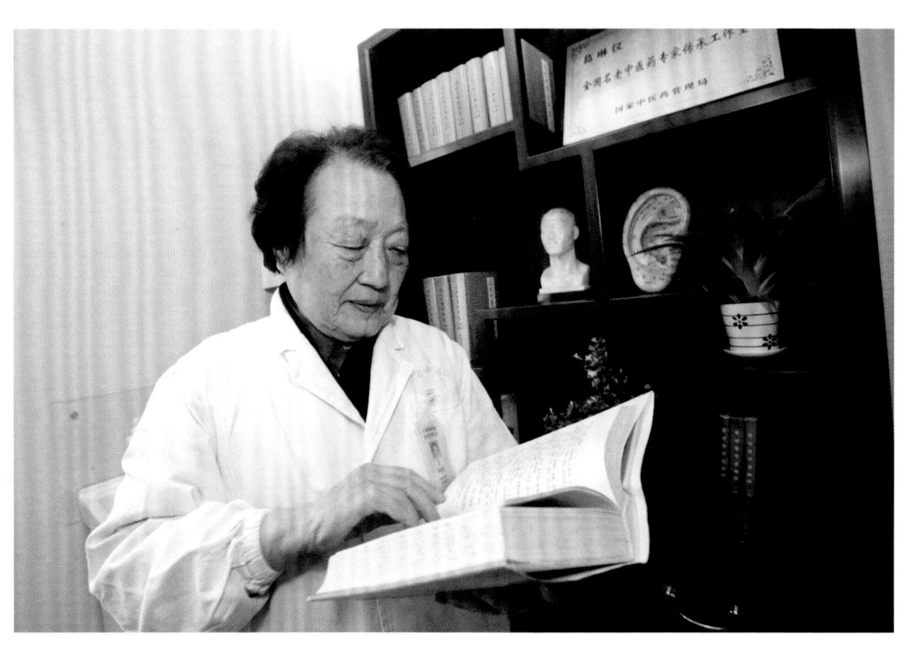

:: 葛琳仪，第三届国医大师，教授，主任中医师，享受国务院政府特殊津贴，全国中医药杰出贡献奖获得者，全国老中医药专家学术经验继承工作指导老师，浙江省首批国医名师，浙江省首届“医师终身荣誉”称号获得者。曾先后任浙江省中医院院长、浙江中医学院院长、浙江省名中医研究院院长、浙江省中医药学会副会长、中华全国中医药学会理事、中华中医药学会内科分会理事等职。

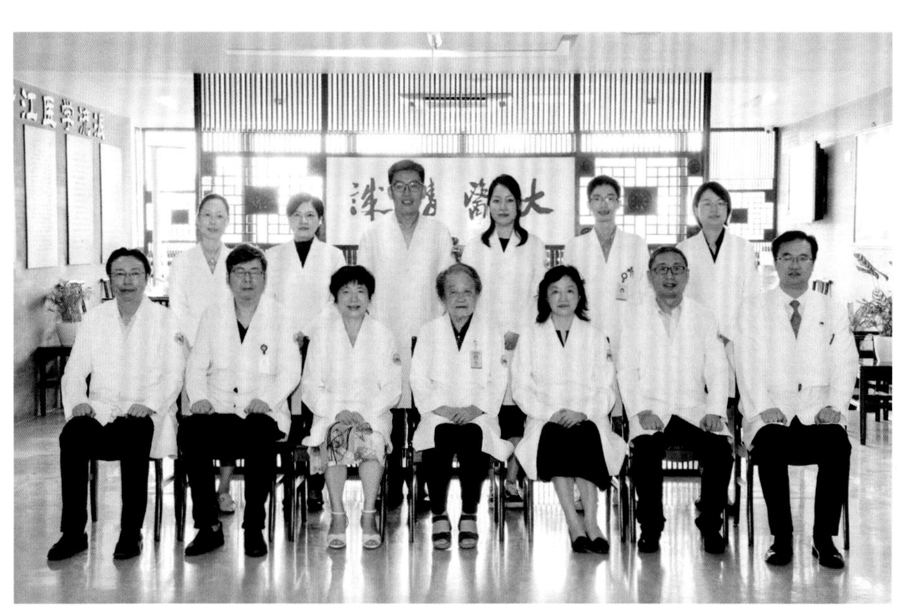

:: 葛琳仪国医大师传承工作室

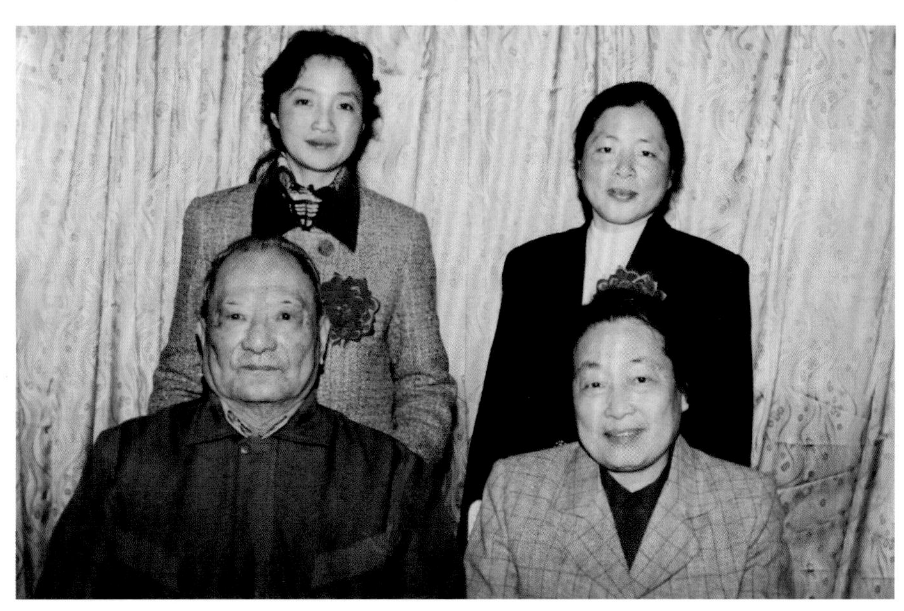

:: 葛琳仪和杨老（杨继荪）指导学术经验继承学生

浙江省中醫藥學會中醫門診部

膏滋方处方笺

№ 0003657

地址:杭州市庆春东路54号　　电话:0571-86713287　　邮编:310020

姓名　　性别 女　　年龄 63　　联系电话或地址

医师

2021 年 11 月 5 日

发药	校对	配方

计价　　计价员:　　电话

:: 葛琳仪所开的膏方

国医大师葛琳仪论脾胃病

主审◎葛琳仪
主编◎张　烁

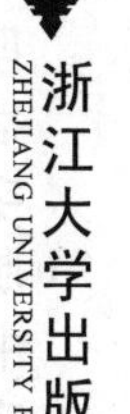

浙江大学出版社·杭州
ZHEJIANG UNIVERSITY PRESS

图书在版编目（CIP）数据

国医大师葛琳仪论脾胃病 / 张烁主编. -- 杭州：浙江大学出版社, 2023.7
ISBN 978-7-308-23811-3

Ⅰ. ①国… Ⅱ. ①张… Ⅲ. ①脾胃病—中医临床—经验—中国—现代 Ⅳ. ①R256.3

中国国家版本馆CIP数据核字（2023）第100701号

国医大师葛琳仪论脾胃病

张　烁　主编

责任编辑　殷晓彤
责任校对　张凌静
封面设计　黄晓意
出版发行　浙江大学出版社
（杭州天目山路148号　邮政编码：310007）
（网址：http://www.zjupress.com）
排　　版　浙江时代出版服务有限公司
印　　刷　浙江省邮电印刷股份有限公司
开　　本　710mm × 1000mm　1/16
印　　张　14
插　　页　2
字　　数　250千
版 印 次　2023年7月第1版　2023年7月第1次印刷
书　　号　ISBN 978-7-308-23811-3
定　　价　88.00元

《国医大师葛琳仪论脾胃病》编委会

主　审：葛琳仪

主　编：张　烁

副主编：施　政　徐素美　姜　宁

编　委：（按姓氏笔画排序）

王倩倩　王朝军　冯书彦　朱春洋　刘金国

宋彩平　陈红波　陈姗姗　陈鑫丽　林海燕

钟继红　洪寿海　袁　晓　晁冠群　谢益文

致　谢：夏　瑢　杨敏春

插　图：雷谨如

前言

成为一名中医，是我生命中最欣慰的奇遇。

小时候，弟弟被中医“起死回生”的奇迹让我刻骨铭心，自此我立志从医。1949 年 9 月新中国成立前夕，毛主席提出“必须很好地团结中医，提高技术，搞好中医工作，发挥中医作用，才能担负起几亿人口的艰巨的卫生工作任务”。我有缘步入上海中医学院（现上海中医药大学）的大门，成为我国第一批通过国考录取的中医学院大学生，其间承蒙程门雪、黄文东、乔仰先等良师教诲和指导，切身感受到了中医的临床疗效。1962 年，我被分配到浙江省中医院中医内科工作，开启了中医生涯。由于当时的客观条件，病房里有很多血吸虫病所致的肝硬化、门静脉高压、腹水、消化性溃疡和严重胃炎患者。因此，我们大力开展脾胃病的中医药诊治研究，积累了一定的经验。随着患者人群不断扩大和疾病谱的改变，针对“胃痛”“腹痛”“泄泻”（胃黏膜损伤、肠易激综合征、溃疡性结肠炎、急性胰腺炎、慢性萎缩性胃炎）等疾病的中医药诊治和研究逐步展开。在临证的六十余年里，我始终牢记《黄帝内经》所载：“平人之常气禀于胃，胃者，平人之常气也，人无胃气曰逆，逆者死。”在诊疗疾病时，非常注重“脾胃之气”的诊察及顾护。

弟子张烁、姜宁等人刻苦攻读经典，敏而好学，聪慧多悟，又勇于实践，现已成为学科的中坚力量。他们在精准掌握各种内镜诊断及镜下治疗的基础上，深入研究，经常和我探讨“脾胃系”疾病的中西医结合诊疗，并提出了众多精妙的点子与思路。他们深入挖掘中医药宝库，积极研发中药院内制剂及实施产品转化，开发出一系列中西医结合诊疗脾胃病的组合拳，增进百姓的健康福祉。

本书由弟子们发起，他们尝试通过思想溯源、病例分析，阐述从气论治脾胃病的思路，以及如何使用中西医组合拳诊治脾胃病并验之于临床的过程，把复杂的问题简单化，抽象的问题形象化，以加强对脾胃病的认识。

愿有志于脾胃病之学者读之，鉴此临证成败，汲取微启发！

愿脾胃病患者读之，明病之源及治病之理！

愿康健者读之，以病患之戒，珍爱生命，调摄天年！

对中青年一代呕心沥血的努力，表示由衷的感谢！

国医大师

全国名中医

浙江省国医名师

癸卯年春

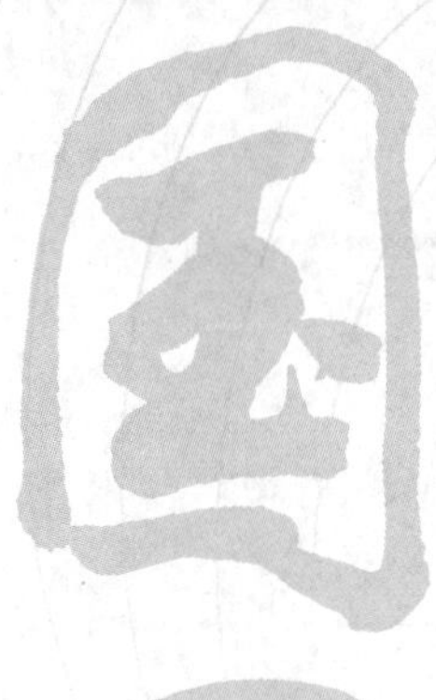

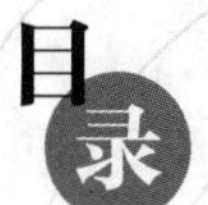

目录

第一章

学术思想溯源

◎

葛琳仪学有渊源，博采众家所长，临证六十余年，形成了“三位合一，多元思辨”“谨守病机，正本清源”“以补为守，善用清和”以及“用药简练，衷中参西”等独特的学术思想和临证特色。临床上尤擅治肺系病、脾胃病、内分泌疾病、老年病及疑难杂症。

本书试就葛琳仪在脾胃病方面的学术思想及临证经验做进一步的挖掘和总结。

一、教育传承

1956年，我国在北京、上海、广州、成都四地建立了全国第一批中医药院校。彼时身为浙江省建德第三康复医院护士的葛琳仪，通过刻苦钻研，成功考取上海中医学院，成为中医院校教育的“黄埔一期”学生。至此，葛琳仪也开启了接受中医教育传承的人生篇章。

在上海中医学院的6年学习生涯中，葛琳仪从最初的中医学零基础，到中医理论体系的学习、经典论著的领悟，再到后期临证方药的活用，为日后自身学术思想的形成奠定了坚实的基础。在这6年学习生涯中，她离不开诸多恩师的启蒙、教诲和亲传。其中，程门雪、乔仰先两位先生的学术思想及大医风范对葛琳仪医德医风、学术思想的教育传承影响最为深远。

葛琳仪深受程门雪先生学术思想的影响，至今仍不忘先生的诸多学术主张，如提倡“学习中医首先要做到继承，没有在继承上狠下工夫，就谈不上整理发扬”，强调继承就是要加强经典医著的学习。主张学习各大经典著作要循序，从历史沿革中把握各家论著中的内在联系，从而掌握其学术精髓；主张古为今用，倡导百家争鸣、不拘门户之见，等等。这些学术主张也体现在葛琳仪日后的学习、临证和教学之中。如她一直强调要融中西医学之优，汇中医各家之长，指出中西医学及中医各家经验都是治病救人的工具，不能带有任何偏见等。

程门雪先生深谙伤寒和温病理论之精髓，擅长各种疑难杂病的诊治，强调遣方用药需因症、证转移而变，善于借鉴中医先辈的处方经验，以经方加减论治。晚年，针对患者寒热虚实错杂之病机、复杂多变之病症，他制定了一套“复方多法”的治疗方案，即组合若干成方，取其主药，综合温散、疏化、宣导、渗利、清润、祛瘀诸法，临证时根据病症标本主次、轻重缓急而随证加减，或先后逆从处治，或攻补兼施，或寒热并用，用药以简洁、轻巧、灵动、精准为特点。他强调，学习中医必定要先继承，再发扬；既可在中医学原有学术思想中创立新见解、发掘新内容，也可用现代科学技术加以整理提高，中西医结合，取长补短，同样也是发扬。教学上，他主张古为今用，百家争鸣，不拘门户之见，侧重中医课程，也不摒弃西学，特别是西医对人体解剖、生理病理等的认识较为深刻，尤应西为中用。在理解人体与疾病的基础上，他以中医思想遣方用药，中西合并，药效长驱。葛琳仪在求学期间以及后来多年的临床实践中，也是熟读和灵活应用经方，常常三两经方合方而用，同时根据多年临床经验，衷中参西，总结出许多疗效明显的药对和治法。

大学后期，葛琳仪在完成中医理论体系学习的基础上，进入了中医临床实践阶段。她又幸运地得遇另一位恩师——名医乔仰先先生。

乔仰先先生具有深厚的中医理论功底和丰富的中医教学手段，对四大经典倒背如流，每一条原文都信手拈来，而且往往能把艰涩难懂的原文用简单明了的话语解释得通俗易懂。临床上，他以擅长治疗血液病、肝病、心脏病、老年病及疑难杂症而著称，尤其在血液病、肝病、心系病的诊疗方面有丰富的经验和独到的见解。在临床教学中，先生善于理论联系实际，结合病案引经据典，深入浅出。枯燥无味的古籍原文，经先生结合临床病例讲解后，就变得妙趣丛生，葛琳仪因此对中医经典产生了浓厚的兴趣，对临床医生更是充满了敬佩。

在医院实习的这段时间里，葛琳仪每天坚持学习中医经典，这种学习习惯使她获益匪浅。至今回忆起来，葛琳仪仍充满感恩之心，感激先生当年对背诵经典的要求。尽管很多原文在当时似懂非懂，但后来在临床实践中遇到具体问题，葛琳仪能马上联系相关经典条文及其含义，使她常常茅塞顿开、醍醐灌顶，并终于明白先生的用心良苦。

在大学期间，葛琳仪受到诸多名师指引，在这种浓厚学术氛围的熏陶之下，她深刻感受到中医学的无穷魅力，被中医学的临床疗效深深折服。这也使她对中医整体观念、辨证论治等学术特点，中医经典的内涵及其对临床指导意义等方面有了极为深刻的感悟，由此迅速掌握了中医学理论知识和实践经验，为日后正式进入临床奠定了扎实的基础。

二、学术思想演变

1962 年 7 月，经过 6 年的刻苦学习，葛琳仪以优异的成绩从上海中医学院毕业，同年 8 月，她被分配至浙江省中医院中医内科工作。当时，浙江省中医院汇集了来自江浙各地的中医名家，如叶熙春、魏长春、吴士元、裘笑梅、吴颂康等，各位先生均以高尚的医德医风、深厚的学术造诣、丰富的临床经验而著称，形成了浙江省中医院的中医基石和各大学术流派的渊薮。

在此，葛琳仪遇到了独立行医生涯中的第一位导师，即全国第一批老中医药专家学术经验继承工作指导老师、浙江省名医吴士元先生。

吴士元先生1929年考取兰溪中医专门学校，毕业后侍诊叔父吴荫堂，凭借精湛的医技，名驰浙西。1956年，吴士元先生调入浙江省中医院，任中医内科副主任。先生德艺双馨，强调望、闻、问、切四诊合参，尤重望、问二诊，且精于脉学。临床上，他擅长呼吸系统疾病、脾胃病、肝胆病、肾病、老年病，以及疑难杂症的论治。

吴士元先生临证非常重视后天脾胃，强调治病应时时顾护胃中津液。他认为胃阴之虚，多系火盛伤津，或土薄力弱，津难自生，且两者互为影响，以致胃伤津亏。就胃脘痛而言，多以饮食、情志为主要致病因素，进而使得脾失健运，胃失和降，脾胃失其斡旋之职，气机滞而不畅。气机郁滞日久，可化火化热，而成胃热之证。脾胃病论治时，脾为病者，宜甘温升提，胃为病者，宜甘润通降，总以运脾和胃为原则。吴士元先生诊治脾胃病的学术思想对葛琳仪日后“脾胃论和法”“脾胃宜清拨气机”，用药宜“甘润清灵”“宜柔忌刚”等学术观点的形成产生了深远的影响。

在老年病的论治中，吴士元先生认为老年病往往病机虚实错杂，且以虚为本，因“虚”易感受外邪，因“虚”气化失司，易生痰、湿、瘀等“内邪”，故治疗当以缓中补虚、行气导滞为原则。吴士元先生在老年病证中精准辨证，视邪正消长盛衰而施以先后缓急的治则治法，这对葛琳仪的临床思维产生了重大影响，进而形成了老年之体以“肾精为基，癸水为象”“易虚易实”的基本病机以及“病起隐匿，数病相兼”的病证特点等学术观点。

此外，吴士元先生还提倡中医脉案书写的完整性，特别强调年轻医师要掌握中医脉案处方的书写规范及技巧，加深中医基础理论的研习。受先生影响至深，葛琳仪如今耄耋之年书写医案依然一丝不苟，四诊归纳、理法方药均详尽精确。

1971 年，中医临床大家杨继荪先生担任浙江省中医院中医内科主任。杨老的指导对葛琳仪行医生涯学术思想、学术风格的形成也起到至关重要的引领作用。

杨继荪先生生于国医世家，师从名医徐康寿先生，是“浙派中医”之“钱塘医派”的现代传承人物之一，以善治各种急性病症、肺系病、脾胃病、心系病、肝胆病、老年病、疑难杂症等以及养生调摄而著称。其“熔伤寒、温病于一炉”的治学理念、“审症求因，治病求本”的辨证思想、“集各家之长而活用”的论治特点、“师古不泥古，创新不离宗”的创新精神，以及“厚德仁术”的医门戒训，都深深地影响了葛琳仪学术思想和大医风格的形成。杨继荪先生临证思路开阔，非常重视中医辨证思维能力的强化和拓展，倡导“博采众长，衷中参西”，中西医互补、病证结合，进行多角度的临床思辨。这些学术思想都深深地影响着葛琳仪。葛琳仪日后学术思想中“三位合一、多元思辨”的辨证思路和模式正是在此基础上发展而来的。

杨继荪先生在脾胃病论治中颇有造诣，认为脾胃病的发病多与饮食失节、起居失宜、劳倦过度、湿邪内蕴、七情失调等因素密切相关，常常诸因相兼而致病，导致脾气不升、胃失和降、中焦气机不利，而发为胃痞、胃痛、泄泻、泛酸及嘈杂等病证。在杨继荪先生学术思想的影响下，葛琳仪对脾胃病的诊治也逐渐积累了诸多心得，形成了自己的独特学术风格，指出脾胃以“太阴湿土，阳明燥土”为特点，主张治脾当立法于健脾益气燥湿，治胃则立足于和胃养阴润燥，治则立法、遣方选药须顾护脾胃气机的升降协调。

此外，杨继荪先生还以善治咳喘顽疾等肺系病症而著称。他认为以“咳、喘、痰”为主症的肺系病证，其病机可归纳为“痰”“热”“虚”“瘀”四者，其中“痰”与“热”是肺系咳喘病证中“实性病机”的主因，“虚”“瘀”者则多见于咳喘病证中以“虚性病机”为主的“虚实错杂”之病理状态。在论治中，杨继荪先生指出咳喘顽疾有急性发作期和慢性缓解期之分，临证之时应根据不同阶段采取相应的治则治法。如早期或急性发作期，以咳嗽、咳痰为主症，多属外感新发或外邪诱发宿疾，其证多属“实”证，当以清热化痰为主，其中黄芩、野荞麦根、鱼腥草是先生清肺泄热的代表药物；在咳喘缓解期，症见咳嗽、咳痰并伴有胸闷气促，以“虚”“瘀”为基本病机，治以扶正为要，常予健脾益肾、培补肺肾以及补肾纳气。因久病必瘀，咳喘顽疾常“虚”“瘀”并行，故在慢性缓解期论治中往往兼以活血化瘀。

葛琳仪在先生“清肺”为治的学术思想引领下，结合自身临床经验和感悟，后续进一步完善了“清肺”法的内涵和法则。她认为慢性咳喘迁延难愈，虚实夹杂是其基本病机，肺、脾、肾三脏亏虚为其本，痰、热、瘀病理产物滋生为其标。临床立“正本清源、补虚泻实”为治疗原则。因肺为娇脏，其性恶邪，最畏风、火（热）阳邪，故临床治标之法以“清”为要，立清补、清润、清化、清宣、清降五法贯穿于肺系病治疗全程。

对于老年病，杨继荪先生认为老年人脏腑功能衰退，运化失司，气滞、气虚而血瘀，故以多虚、多瘀为病理特点，主张以“调达理瘀、疏补并施”为治疗大法。“补虚”为治，以滋补肝肾、培补脾肾立法；“理瘀”为治，常以逐瘀汤类加减。先生诊治老年病的学术思想，深刻影响着葛琳仪，使葛琳仪在日后六十余年的临证中进一步深化了对老年病“虚”“瘀”理论的认识和处理，进而提出了“正本清源”的学术观点，主张标本兼治、攻补活用的治疗原则。以补肾填精、健脾和胃为要，常加入活血行气之品以行气通络。

杨继苏先生根据四时摄生的原理，强调春夏养生当顺其“生长之气”而养阳，秋冬养生应顺其“收藏之气”而养阴，积极将“冬令膏方”和“冬病夏治”的调摄手段应用于临床，对老年人群及慢性疾病、虚损体质者进行调摄。葛琳仪至今仍不断完善养生调摄的理论和临床运用，强调“冬令膏方”的治则立法不应囿于“补”，应根据阴虚、阳虚、痰湿、气滞、瘀血等多种病理性体质，辅以化痰祛湿、行气活血等治法，“补”中寓“调治”，调补兼施。同时，也提出夏季需避免阳气不得宣泄，针对易于受凉郁闭于内及慢性虚寒型疾患，可以加强“三伏贴”“三伏膏”等“冬病夏治”治疗方法。

三、学术思想核心

葛琳仪严谨治学，博采众长，临证六十余年，学验俱丰，医人无数。临床上以治疗呼吸系统疾病、消化系统疾病、老年病等慢性病及疑难病而著称。在六十余年的临床一线实践中，她积累了丰富的临床经验，在辨证施治、遣方用药上形成了自身独特的学术思想。

1. 三位合一、多元思辨

在临床实践中，葛琳仪倡导辨病、辨证、辨体“三位”一体的多元思辨模式。

辨病论治是根据不同疾病的各自临床特征，做出相应的疾病诊断，并采取对应的治疗。葛琳仪认为，一种疾病的发生、发展、转归等都有一定的规律性，从研究对象看，以“病”为研究对象，体现的是共性表现，辨病的过程可以帮助掌握某种疾病的特定规律，认识该种疾病特定的病位、病性、病势、邪正关系及疾病的进展变化过程，掌握疾病的根本病机，根据疾病的一般演变规律还可以判别常见的中医证型。

辨证论治是在中医整体观念理论的指导下，运用“四诊”方法对患者进行全面仔细的观察，获取临床症状和体征，结合患者的具体情况进行分析，找出该阶段疾病病机，以确定治则和遣方用药。

葛琳仪认为，以“证”为研究对象，体现的是致病因素影响下个体差异的表现，目的在于揭示疾病发展过程中某一阶段患者的个体特殊性，映射出这一阶段病机变化的实质，并将辨病与当时机体脏腑气血阴阳的变化结合起来，以明确治则治法、特异性药物、用药禁忌等，使治疗方案个体化。

辨体论治，即以个体的体质为认知对象，结合体质状态和不同体质类别的特点，把握健康和疾病的整体证素与个体差异，确立相应的治则治法。葛琳仪认为，体质参与并影响不同证候与病机的形成和演化，这也是证候形成的内在基础，一定程度上决定着疾病的证候类型。辨明患者的体质类型，有助于更好地掌握患者的基础状态，实现准确的辨病辨证。临床上，常有患者虽病有宿疾，但刻下症、证均不显，此时则更当从辨体结合辨病进行思辨，根据其病理体质特点，调体固本为要。

在具体的体质辨识过程中，葛琳仪常综合考虑患者年龄、性别、先天禀赋状况、饮食习惯、强弱胖瘦、工作特性等，还观察患者之神色、形态、行为举止、性格心理、舌脉等，最终判断出患者所属之体质类型，区分其阴虚、阳虚、痰湿、气滞、瘀血等体质差异。

临证之时，葛琳仪灵活应用三位一体的多元思辨模式，提倡以中为主，衷中参西。强调需将辨病、辨证与辨体相结合，即根据患者症和证的特点，引入现代医学检测方法，明确疾病的中医诊断与西医诊断，此谓辨病，目的在于掌握疾病演变全过程的中西医特征和规律。在辨病的基础上进一步进行中医传统辨证分型，把握患者在该阶段的病理变化本质。同时，葛琳仪强调，体质是中医“证”形成的内在因素之一，辨明患者的体质类型，有利于掌握个体对致病因素的易感性、对疾病的易罹性以及病势的演变规律。通过对体质的类别归属、病的个性判断和证的共性进行综合辨识，探明个体与疾病、阶段病症的关系，发挥中医多元思辨及其互补优势，为确立治则治法、精准施方布药奠定基础。三位一体的思辨模式充实和完善了中医辨证论治的内涵，强化了中医学治病求本、因人制宜的整体辨证观。

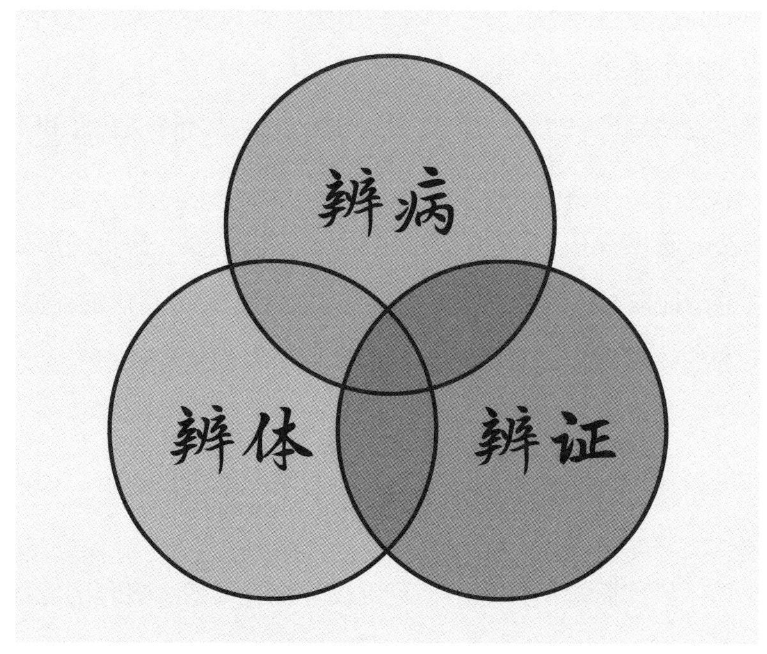

2. 以和为法、和其不和

在错综复杂的临床疾病诊治中，葛琳仪秉承“正本清源”的治则理念，善用“和”法论治。葛琳仪认为，狭义“和”法是指和解少阳，专治邪在半表半里的少阳证，症见寒热往来，胸胁苦满，默默不欲饮食，心烦喜呕，口苦咽干，目眩，舌苔薄白，脉弦等，以小柴胡汤为选方代表。广义“和”法包括“和其不和”“致其中和”之法，不仅和解少阳，还代指通过调和阴阳、虚实、寒热、表里、升降等对立矛盾的病机关系，纠正人体病态之偏，通调机体内外、上下，平其寒热、燥湿，调其升降、开阖，使人体阴阳、脏腑气血津液复归其位，和谐运作。葛琳仪指出，在治疗疾病时需充分重视机体的自和能力，但也要清晰地认识到，当人体偏离稳态轴不能自我恢复时，必须及时施以治疗。以药物寒、热、温、凉、升、降、浮、沉之特性，纠正病理状态下人体之偏性，从而使机体恢复内稳态，回到阴阳协调的平衡状态。

葛琳仪以善治脾胃病、肺系病、慢性病、老年病及疑难杂症等而著称。她认为在现代医学方兴未艾之今日，求治于中医者，往往是西医疗效不佳的慢性病、老年病和疑难杂症，多属中医病机复杂多变的内伤疾病范畴。从中医病因病机角度审度，以因病致虚、由虚挟实之本虚标实、虚实错杂的病理状态为多见。治疗上既不专于祛邪，也不独顾扶正，往往需要兼顾病体之阴阳、表里、寒热、虚实、气血、脏腑等全方位的病理状态，再予以纠偏。因此，葛琳仪临证中常以和法为治，以平为期。

在脾胃病的诊治中，葛琳仪极为重视调和气机，认为脾升胃降，居于人体中焦，为全身气机升降之枢纽。唯有脾胃健旺，升降相因，才能纳运致用，发挥脾胃“后天之本”之用。若脾虚升清失司或胃失和降，致气机不和，可出现纳呆、便溏、腹胀、消瘦、痞满、泄泻、恶心、呕吐、呃逆、胃脘胀满或疼痛、大便秘结等症。故葛琳仪论治脾胃病证时，十分强调脾胃是机体气机升降的重要枢纽，脾升胃降，斡旋有序，则清阳得升，浊阴得降。脾运胃纳致用，则气血化生有源，糟粕排泄有度，肌骸得养，正气得充。因而临证立法时，以顾护中焦脾胃气机的升降协调为要。遣方用药时，亦常投以调拨气机之品，使气机之升降出入有度而取效。

葛琳仪指出，临证中除顾护脾胃气机之外，临床亦常见肝胃不和、肝脾不和以及脾胃寒热失调诸证。脾气健运，水谷精微充足，才能养肝，此“木赖土以培之”。脾得肝之疏泄，则升降协调，运化功能健旺，此“土得木而达”“木能疏土而脾滞以行”。肝脾生理上相互协同，病理上也相互影响，或为肝病传脾，或为脾病及肝，故治当疏运兼顾，肝脾（胃）、寒热同治以“和”法论之。方选柴胡疏肝散、良附丸等加减，常用太子参、茯苓、炒白术等以运之，用柴胡、香附、枳壳、玫瑰花、娑罗子等以疏之，用高良姜、乌药、肉豆蔻、姜半夏等以温之，用蒲公英、黄芩、川楝子等以清之。此外，葛琳仪在接诊时，常循循善诱，对患者心理加以疏导，和其情志，缓解患者紧张、焦虑、抑郁等情绪，从而辅助药物获得更理想的治疗效果。

在肺系病的诊治中，葛琳仪认为“咳嗽”“喘证”“肺胀”等慢性肺系病证，在慢性迁延期，多属虚实错杂证。正虚以肺、脾、肾气虚为主，邪实则以痰热内蕴为患，故治当补气扶正、豁痰祛邪以和其正虚、痰蕴之邪正关系。临床常以金银花、连翘、金荞麦、黄芩、半夏、浙贝母、陈皮等清热化痰，加入党参、黄芪、炒白术等健脾益气、淡渗利水。同时又重视以补骨脂、蛤蚧、枸杞子等补肾纳气以定喘。清热化痰与健脾益肾，看似矛盾，但只要紧扣病机合理配伍用药，实则“治病求本”的根本所在，亦是“和”法之体现。

在老年病的诊治中，葛琳仪认为，老年人肾气已亏，五脏六腑虚损，功能日益衰退，故抗邪之力减弱，易外感风、寒、暑、湿、燥、火之邪，或内生痰饮、瘀血等积滞。临床多见以肝、脾、肾三脏虚损为病之本，痰浊、瘀血、气滞等为病之标，治疗时须标本兼顾，虚实同治而“和”其本虚标实，常取法健脾补肾、祛痰通络以和之，方剂常选六味地黄丸、金匮肾气丸、四君子汤等合血府逐瘀汤、瓜蒌薤白半夏汤等，又随症酌加黄芪、党参、怀牛膝、桑寄生等健脾补肾，红花、桃仁、莪术、三棱、地龙等活血化瘀，胆南星、姜半夏、全蝎、僵蚕等祛痰通络。

对于老年患者中相对多见之癌病，葛琳仪认为其正气内虚、脏腑精气累损及气滞、血瘀、痰湿、蕴毒等本虚标实之病理基础更为突出，因此治疗时须攻补兼施、虚实兼顾以“和”之。常常在清热解毒散结的基础上，合以养阴润肺，或益气健脾，或柔肝理气之法。

3. 用药简练、法捷效速

葛琳仪临证处方以用药精简、轻重合宜、衷中参西为特点，力求法捷效速、直达病所。其遣方布药之精髓，主要体现在辨证用药、辨病用药和经验用药三个方面。

在辨证用药方面，葛琳仪常强调，辨证论治是认识疾病和解除疾病的过程，辨证是论治的前提，论治是辨证的目的，方药则是治病的利器。葛琳仪通过传承《黄帝内经》《伤寒杂病论》等经典理论，学习历代医家经年累月的经验，进一步发展总结，在辨证用药时审证求因，重视疾病的动态变化和三因制宜，提倡传统中医经典的辨证论治方式，即辨证立法、方证相对、据方遣药。

在辨病用药方面，葛琳仪认为，在现代医学蓬勃发展的今天，中医人在辨病论治时要重视衷中参西，掌握辨明中医病证的同时，参以诊断西学之病。中医、西医辨病分别从宏观、微观两个不同的角度和层面认识疾病，各有专长。因此，她主张辨病用药时亦衷中参西，宏、微观结合，寓“理”于方地运用中药，以更精准、高效地诊治疾病。如葛琳仪在治疗脾胃系疾病“胃脘痛”（胃炎）时，认为应结合患者胃镜镜像表现，采用分型分期辨证论治。治疗糜烂性胃炎时，常配以清热化湿之品，如黄芩、蒲公英、白花蛇舌草等，既取其清热、化湿、解毒之传统功效，又发挥其现代药理学研究证明的抗炎作用。治疗萎缩性胃炎时，常配伍健脾益气之列，如太子参、茯苓、白术等，既取其健脾、益气、助运之能，又发挥调节免疫的药理作用，以达到用药精准而疗效佳的目的。

除辨证用药和辨病用药之外，葛琳仪还重视经验用药，强调医者临证时要具备儒家思想中的参悟之性、灵活化裁之技。在辨证、辨病用药的基础上，博见多闻，广罗古今中医名家及民间的经验用药，结合自己的临床实践加以总结、升华，并擅用药对，取其相须相使之功，以求用药简练而效捷。葛琳仪在六十余年的临床经验中，总结凝练出许多针对某一病证或症状具有独特疗效的经验用药和药对。如六神曲一味，具有消食、和中、健脾攻毒、暖胃的作用，是治疗食积或脾虚痞满泻痢很好的药味。在药对方面，如乌药配豆蔻。乌药气雄性温，快气宣通、疏散凝滞，无处不达；豆蔻化湿和胃、行气宽中，两药相配共奏行气化湿、燥湿运脾之效，常用于胃痞、泄泻等气滞湿阻之证。又如黄芩配蒲公英，黄芩清热泻火，蒲公英利尿散结，两者合用有泻热化湿、伏火坚阴之效。现代药理学研究证明，此两药还有抗炎抑菌的作用，常用于幽门螺杆菌感染或其他湿热证脾胃病。

葛琳仪临床用药简练的特色还体现在她每一处方药味简练，从不开具大方。而且她时刻为患者着想，以疗效施药，从不开不切实际的名贵中药。用药简练既体现了葛琳仪精湛的医术和扎实的功底，也反映了她高尚的医德，实乃吾辈学习之楷模！

第二章

论治脾胃病的主要学术思想

◎

葛琳仪教授博采众长，辨证精准，擅治内伤疾病，尤擅治脾胃病，在其治疗思想演变过程中，深受古代哲学思想和各位老师的启发，其中“重土思想”“和中思想”“气论思想”都体现在临床诊治过程中。

一、重土思想

中国是农耕国家，土地是百姓安身立命之本，可孕育生命，长养万物。五行学说肇始于夏商，完善于春秋战国时期，是我国古代哲学思想的重要内容。五行观念形成以后，土一直占据主导位置，高于其他四行。《管子·四时》记载“中央曰土，土德实辅四时入出……春嬴育，夏养长，秋聚收，冬闭藏”，认为四时生化之气生、长、收、藏皆为“土”助益的结果。五脏是人体功能活动的核心，五脏与五行相配属，是肝—木、心—火、脾—土、肺—金、肾—水。后世医家继承并发展了《黄帝内经》的脾胃理论，“天布五行，以运万类，人禀五常，以有五脏，经络府俞，阴阳会通”，认为人是天地合气、酝酿而生的自然产物，人既在天地之中处于中心地位，又无时无刻不受天地规律的制约和天地变化的影响。

葛琳仪深受中国古代哲学思想影响，非常重视天人合一的整体观、天地合气的生命观和道法自然的养生观。因此，在治疗过程中，葛琳仪阐述的“重土思想”是“中和”哲学思想在医学上的具体体现。

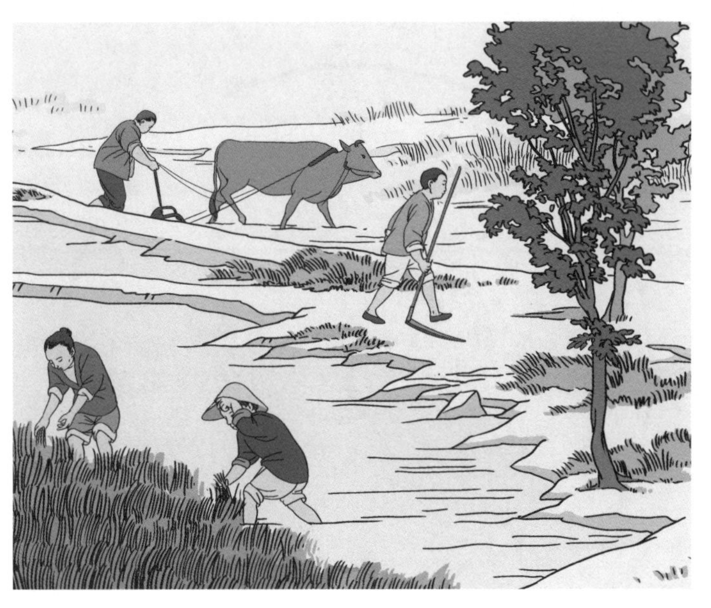

葛琳仪认识到四时阴阳之气，以生长收藏，化育万物，天人合一，人秉天地阴阳之气以生，借血肉以成其形。正如清代医家黄元御在《四圣心源》中指出，一气周流于中，以成其象，形神俱备，乃为之全人。脾胃之气位居中焦，升降之权衡又重在中气，升则赖脾气之左旋自下而上，降则赖胃气之右转自上而下，成为肝心肺肾升降的枢轴，中气如轴，四维如轮，轴运轮行，轮运轴灵，则一气周流如常，身心康健。一气周流失常，则百病由生。中医治疗的目的就是通过药物之气的偏性或其他方法纠正人身之偏，恢复人身的一气周流。故葛琳仪在日常诊疗中非常注重中轴脾升胃降气机的把握，临证时常引用《素问·经脉别论》“饮入于胃，游溢精气，上输于脾，脾气散精，上归于肺，通调水道，下输膀胱，水精四布，五经并行”。同时参黄元御“一气周流”论，灵活运用“中土为轴，枢架四象”，强调脾胃为气机升降枢纽，脾升胃降是保持机体正常功能的前提和基础。脾主运化，脾居中央，禀气于胃浇灌四旁，为升降金木之轴，和济水火之机，乃全身气机升降枢纽。

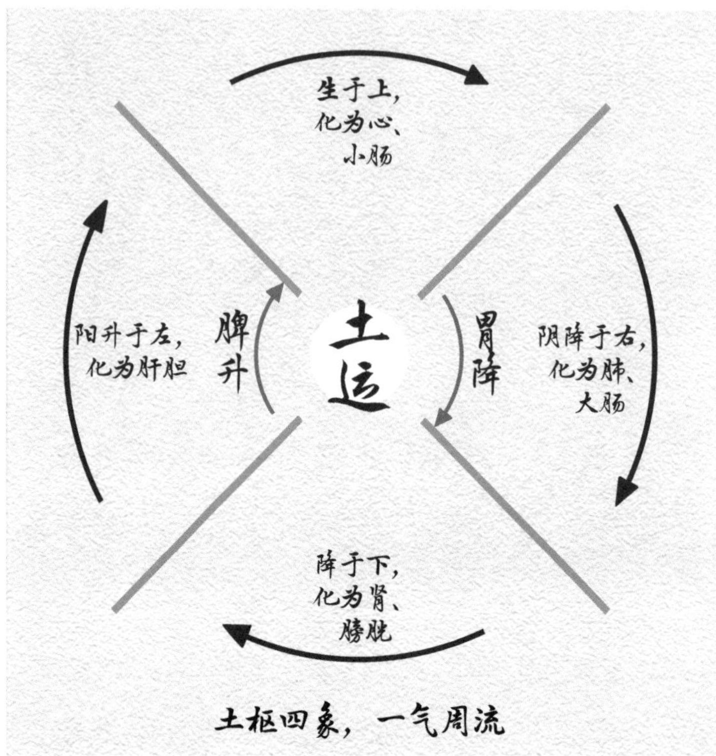

土枢四象，一气周流

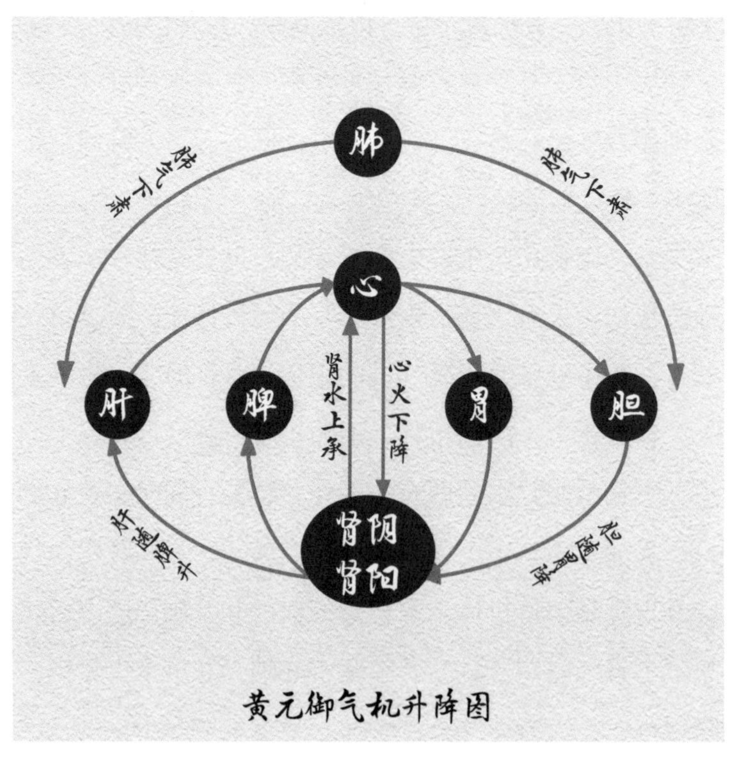

黄元御气机升降图

葛琳仪宗法《黄帝内经》，时时顾护脾胃思想，临证常引用《素问·标本病传论》“先热而后生中满者治其标……先病而后生中满者治其标，先中满而后烦心者治其本……大小不利治其标”。对中满者，无论其属标属本，都主张先以治急。原因之一即是中满者水浆难入，药食不纳，后天之源衰竭，即是胃气衰竭。《素问·热论》曰“病热少愈，食肉则复，多食则遗，此其禁也”，指出热病后期若不注意饮食，易导致疾病迁延或复发，认为病后宜清淡饮食、少食以助胃气渐复。人体病变过程中所消耗的营养物质有赖脾胃之气运化，所施之药物也需脾胃纳化而发挥疗效，所以顾护胃气应贯穿于治疗疾病的始终。脾主运化，消化水谷，并输布水谷精微于五脏六腑，濡养全身，正为脾升之用。胃主受纳腐熟，以通降为顺，消化饮食，排泄糟粕，正为胃降之用。正如《四圣心源》所言：“胃主受盛，脾主消磨，中气旺则胃降而善纳，脾升而善磨。”唯有脾胃健旺，升降相因，才能纳运致用，消化饮食，输布精微，发挥脾胃“后天之本”之用。

人出生后所需的物质就是气血，而气血就是“仓廪之官”所供给的，故前贤提出脾胃为气血生化之源。在疾病的发生发展中，脾胃因素占据重要地位，如《脾胃论·脾胃胜衰论》说“百病皆由脾胃衰而生也”。因此，在四诊中，葛琳仪反复强调患者的饮食、二便情况、舌苔、脉象信息的收集非常重要，尤其是舌苔，她从苔根有无、苔色、苔质、润燥等来详辨胃气盛衰、胃中阴津是否充盛，以此遣方选药，判断病机预后。在临证治疗时，顾护脾胃中土思想时时在心中。

二、“致中和”调脾胃

“喜、怒、哀、乐之未发，谓之中。发而皆中节，谓之和。中也者，天下之大本也。和也者，天下之达道也。”“致中和”，指人的道德修养达到不偏不倚、不走极端、十分和谐的境界，也就是符合“中庸”的标准。

“和者，天地之正也，阴阳之平也，其气最良，物之所生也。诚择其和者以为大得天地之奉也。”（《春秋繁露·循天之道》）人体之阴阳，动态中求平衡。“和”为最佳状态，也是一种境界。中医学以“和”为本，追求“内外调和”的生命最佳状态。《素问·生气通天论》曰：“凡阴阳之要，阳密乃固，两者不和，若春无秋，若冬无夏，因而和之，是谓圣度。”因此，葛琳仪指出，阴平阳秘是机体最佳的稳定态，这种稳态一旦被打破，机体便会发生疾病，出现各种偏颇，虚实寒热。而我们治疗疾病，就是应用各种方法、手段使人体各项功能重新达到稳态。

葛琳仪常把“致中和”之意运用到疾病诊疗中。中，中土，中气也。黄元御在《四圣心源》中提出天人相应，中气如轴，四维如轮。轴运轮行，轮运轴灵。轴则旋转于内，轮则升降于外，此中医之生理也。中医的病理，只是轴不旋转，轮不升降而已。中医的医理，只是运动中气之轴的旋转，去运动四维之轮的升降，或用四维之轮的升降，来维持中气之轴的旋转。由轮而轴，是为先天；由轴而轮，是为后天。最主要的都是中焦脾胃这个中轴的运转，所以用方上都以调护中焦为主要治疗手段，使脾胃运化，气机升降正常，病情自然逐步好转。并由此阐发形成脾胃病的“致中和”观点，并进一步阐述为“气和”和“阴阳平”。

葛琳仪常借张景岳《类经图翼·运气上》所说的“造化之机，不可无生，亦不可无制，无生则发育无由，无制则亢而为害”等语，强调中医整体观指导下的“致中和”法在临证中的思辨作用。对脾胃病而言，脾胃调和则阴阳平衡。脾胃为气机升降之枢纽，脾升则胃降，中焦斡旋有序，则五脏气机安和，形成特定意义的“气和”观。

葛琳仪指出，中医脾胃系疾病的“气和”观主要涉及脾升胃降、纳运得宜。脾气虚弱，运化失司，则中焦壅滞，以至于胃气不得和降；反之，胃气不降，又影响脾之运化升清，两者互为因果。治疗时常需通补兼施，寒热并调等。她也进一步指出寒热失调是影响气机的主要原因。因此，在脾胃病中，脾为太阴湿土，太阴从本，易患寒湿，故胃热脾寒，是常见发病病机之一。方选四君子汤、温胆汤合良附丸等加减，常用太子参、炒白术、茯苓、薏苡仁、白扁豆以补之；用香附、娑罗子、苏梗、陈皮、枳壳以通之；用高良姜、肉豆蔻、姜半夏、乌药、草果以温之；用黄芩、蒲公英、石菖蒲以清之。从五行气机来看，如木克土，或土虚木贼，导致肝脾不和、肝胃不和。临床上脾胃病者以慢性居多，脾胃不和、肝胃不和、肝脾不和几种类型较为常见。同时，脾胃属土，肝属木，“土得木而达”（《素问·宝命全形论篇》）。若情志失调，或因怒、因郁等导致肝失疏泄，必然影响脾胃气机的升降出入，久之导致脾胃不和，运化失常。故治疗上常以疏肝理气与健脾和胃并用。方选柴胡疏肝散、金铃子散和香砂六君子汤加减，常用柴胡、郁金、制香附、延胡索、川楝子、佛手、玫瑰花、广木香、娑罗子、枳壳、陈皮等疏肝理气，以及太子参、茯苓、炒白术、甘草等健脾和胃。葛琳仪在接诊此类患者时，常常倍加耐心，予以情志疏导，以求缓解其紧张、抑郁、焦虑等情志，以获得更理想的治疗效果。

“阴阳失调”是指外在刺激或体内的应激超过了阴阳的调节能力，导致人体脏腑、经络、气血的功能出现偏颇，处于“阴阳失衡”的状态。此时，不仅“阴阳自和”的能力衰减，而且仅靠“阴阳自和”的能力已无法使机体恢复“阴平阳秘”的生命状态，故需借助药物等治疗手段干预，以恢复其自和，回到阴阳协调的健康状态。“阴阳平”，就是指对此进行干预的一种手段。

在“气和”“阴阳平”的具体运用中，葛琳仪认为，诊病当有“气

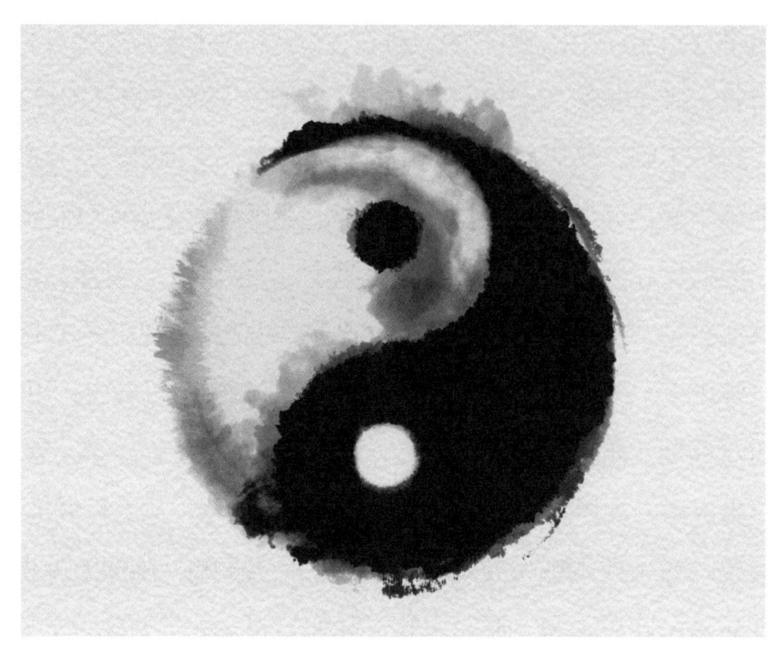

一元论”“察色按脉，先别阴阳”的思想。《黄帝内经》云：“阳道实，阴道虚。”在脾胃病中，阳明之病，易伤津液，多从燥化、热化，故以热证、实证多见；太阴病多虚，寒湿不化，故以虚证、寒证多见。正因为脾病多虚，胃病多实，故中焦之病有“阳明多实，太阴多虚”“实则阳明，虚则太阴”之说。在临床上，太阴脾之病症多见脾气虚，动力不足，运化无力，水谷不化的纳呆、泄泻、神疲、倦怠等脾阳不足之虚状，不能气化升清和温运水湿而致的小便不利、水肿等虚实夹杂证。阳明胃之病症则多见胃家实的脘闷、腹胀而痛、拒按，或嗳腐吞酸、大便秘结或热结旁流等症。以此理论指导临床，治疗脾胃之病，实证多从阳明而泻，虚证多从太阴而补。在治法上，葛琳仪以“燥湿为本，则升降为枢、纳运为用”概括了脾胃的生理特点，指出“脾胃气机升降失司”是脾胃病证的基本病机，因脾为湿土，喜燥恶湿，宜升则健；胃为燥土，喜润恶燥，宜降则和。故脾为病，宜甘温升提；胃为病，

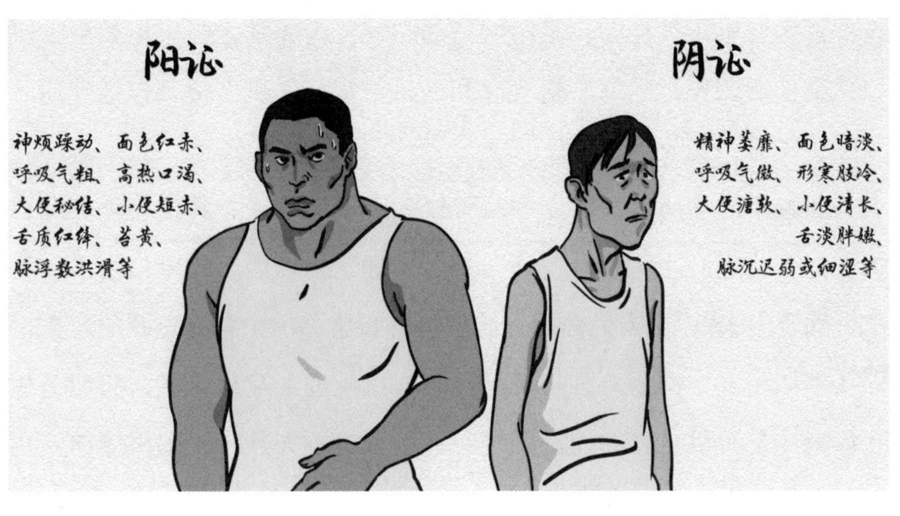

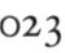

宜甘润通降。脾胃虽有分治，但须于升降润燥之间，权宜而施。常立健脾化湿、温中散寒、健脾益气、疏肝和胃、滋阴益胃法。

三、调气论治脾胃病

葛琳仪临证中主张的“重土思想”，强调了中医脾胃在疾病发生发展、养生中的重要地位。在脾胃病的论治中，葛琳仪亦非常注重脾胃升降之气的协调，以顾护脾升胃降、气机协调为论治核心。

精气学说（气化学说）、阴阳学说、五行学说都是祖国医学最重要的思维方法，而“气”更是对生命本原的阐述。古代哲学思想认为“气”是宇宙万物的本原，是构成和维持人体生命活动的基本物质，正如《洛书原理》所阐述“太极一气产阴阳，阴阳化合生五行，五行既萌，遂生万物”。其中，太极即元气，因此由元气、阴阳、五行等要素构出了生命的萌芽及演化规律。这既是宇宙的秘密，也是人类生命的奥妙。

借此，《黄帝内经》构建了人体以气化为主导的主要生理模型。气化主要指气的运动变化，是人体生命活动的本原。《素问・举痛论》

云“百病皆生于气也”，其中所指的“气”为异常之气。正如后世医家总结：所谓异常之气，指气虚和气机失常，气机失常又包括气逆、气陷、气滞、气脱、气闭等。

回顾中医学历史长河，中医脾胃病理论的发展，其核心是“脾胃为气血生化之源”“脾升胃降”等思想理论的发展。葛琳仪指出，将“百病皆生于气”引入人体常见脾胃病的日常诊治中具有重要的意义，即从整体出发，调畅五脏气机。五脏气机生理上互相关联，病理上相互影响，是有机自稳的控制系统。五脏气机不失其常，则机体内安。而其中，脾胃为气机升降枢纽，恢复“脾升胃降”为重中之重。

葛琳仪常言：脾胃乃人身之中土，中气所出，疾病发生，气血化源所在，脾胃疾病发生，究其病因，不外乎以下几方面：一是如饮食不节、外邪内侵、肝失疏泄、情志所伤，直接损伤脾胃。二是病理产物作用于脾胃而重伤脾胃功能，包括痰湿、水饮、血瘀、食积等。以上病因，不论饮食积聚、外感内伤、七情所致，甚者病理产物痰湿、水瘀等，侵犯人体时，首先伤及的是气机。脾胃同居中焦，斡旋有序，脾升胃降，则清升浊降，升降有序，不失其常则五脏安和。气机升降失调，清气不升反降，浊气不降反升，则在临床上常常表现为泄泻、腹胀、胃胀、呕吐、便秘等症状。而这些气机升降失调所致的症状，与现代医学胃肠动力异常所致的临床表现极为相似。葛琳仪衷中参西，结合现代医学，通过回顾文献，指出以上症状，反映在胃肠动力学研究上，如胃张力下降，胃排空延缓，引起腹胀；向下蠕动减弱，引起反酸、恶心、呕吐。有学者也以中药单药、配伍、复方等为研究对象，探索了升清降浊药物与胃肠动力间的密切联系。葛琳仪还提出，类比胃肠的平滑肌扩张和收缩，此也属于中医阴阳的具体体现。

“重土思想”“致中和”“从气思想”是葛琳仪治疗脾胃系疾病的总体学术思想。在临床中，葛琳仪综合以上思想，指出人体疾病繁杂万千，内伤杂病病因病机复杂，她将以上思想综合引入脾胃病治疗。葛琳仪认为，在脾胃病中，“气”的异常主要包括脾气虚、肝气郁滞、肝胃气逆。治土需治气，治气调阴阳，主要从恢复“脾升胃降”入手，时时关注五脏气机运行，按三个层面治气恢复中土功能，确保阴阳平和。

第一层面：疏肝理气

清代著名医家黄元御在其著作《四圣心源》中指出：“风木者，五脏之贼，百病之长。凡病之起，无不因木气之郁。”厥阴风木，乃生生之气，五脏六腑之病的发生都与肝之疏泄有关，指出肝为“五脏之贼”“百病之长”。在快节奏、高压力的现代社会生活中，情志因素已逐渐成为脾胃病最常见的病因或诱因，这类患者在临床上常有较为典型的症状：脘腹胀满为甚，疼痛连及胸胁，或情志抑郁，善太息，急躁易怒，舌质红，苔薄或腻，脉弦，常因情志因素致病或加重病情。葛琳仪指出：此类患者中医辨证为肝气郁滞、肝胃不和。其中，肝主疏泄，肝气条达，疏泄正常，则可使气运行通而不滞；气畅而不郁，调达全身气机运行，才能使脾胃升降有序，五脏气机升降安和，水谷精微运化输布正常，则脏和人精。若肝失疏泄，气机不畅，郁而化热，可横逆犯胃克脾，而致肝胃不和、肝脾失调。若脾失健运，胃气壅滞，肝木之气相乘，亦影响肝的疏泄功能。临证常采用疏肝解郁、理气和胃法治疗。药常选用柴胡、郁金、制香附、广木香、佛手、玫瑰花等配伍使用。同时，耐心予以情志调节，缓解其紧张、抑郁、焦虑等状态，起到辅助治疗的作用。

第二层面：和胃降逆

腑以通为用，胃以降为和，胃不降则逆，患者主要表现为烧心、泛酸、呃逆、恶心、呕吐、腹胀，或烦躁，舌红，苔薄或腻，脉弦、滑。葛琳仪指出：此类患者中医辨证为肝气上逆，胃失和降，病或由情志不舒，肝气横逆犯胃；或由饮食不节，损伤脾胃，脾胃升降失常，运化失职。胃失和降、胃气上逆为其基本病机，治法当重在疏肝解郁，和胃降逆。按照不同病机侧重，临床上常采用清疏、清利、清化之法，分别治疗肝郁、积热、湿浊所致胃气上逆表现。清疏是葛琳仪最常用的治疗方法，此法在运用柴胡疏肝散的基础上配伍玫瑰花、娑罗子和木香疏肝行气解郁，生白芍、佛手健脾理气和胃；清利之法常选用健脾行气药对如佛手和白芍、娑罗子和玫瑰花、木香和枳壳的基础上加蒲公英和黄芩；清化常选用药对蒲公英和黄芩的基础上加藿香、佩兰与苏梗等化湿理气药。

第三层面：健脾益气

脾胃为后天之本，脾胃虚弱，则气血生化乏源，中气生成不足，脾运胃纳失常，患者主要表现为疲劳乏力、四肢酸软、腹胀、便溏或便秘、纳差等症状，舌淡红或边有齿痕，苔薄或腻，脉细软无力或细滑。葛琳仪指出：此类患者中医辨证为脾气亏虚；脾主运化，气血生化之源，为后天之本，饮食、情志、劳累、久病等皆可耗伤脾胃，脾气不足，运化无力，气机升降失调。治疗当以补脾益气为法，临床上常以四君子汤为基础方，加黄精、炒白扁豆健脾化湿；若有中气下陷的表现，则加黄芪、升麻、柴胡、葛根以升阳升提；若脾阳不足，则加乌药、豆蔻温中燥湿，阳虚者予草果、厚朴温中燥湿行气。

综上，葛琳仪将“百病皆生于气”引入功能性胃肠疾病的诊治中，患者不论外感内伤，饮食积聚，七情所伤，病理产物等侵犯人体，首先伤及的是气机，病机为中焦气机逆乱，致使气血不调、升降失常、清浊相干，病位在大肠，涉及肝、脾等脏腑，治则为“乱则平之”。其中最具有代表性的就是葛氏平气汤，具体详述于第三章。

第三章

袁中参西治疗常见消化系统疾病经验及医案

◎

“衷中参西”一词首见于张锡纯《医学衷中参西录》一书，即在医学理论研究和临床诊治中，衷于中医学术思想，参照西医学说，是中西汇通派的一种学术主张。在日常诊疗中，葛琳仪倡导辨病、辨证、辨体之“三位一体”的多元思辨模式。消化系统的现代医学诊疗发展极为迅速，尤其内镜的诊疗技术更可以看作是中医望诊的延伸。本章对口臭、胃食管反流病、肠易激综合征、代谢相关脂肪性肝病、胃炎、消化道肿瘤、便秘等常见消化系统疾病展开论述。

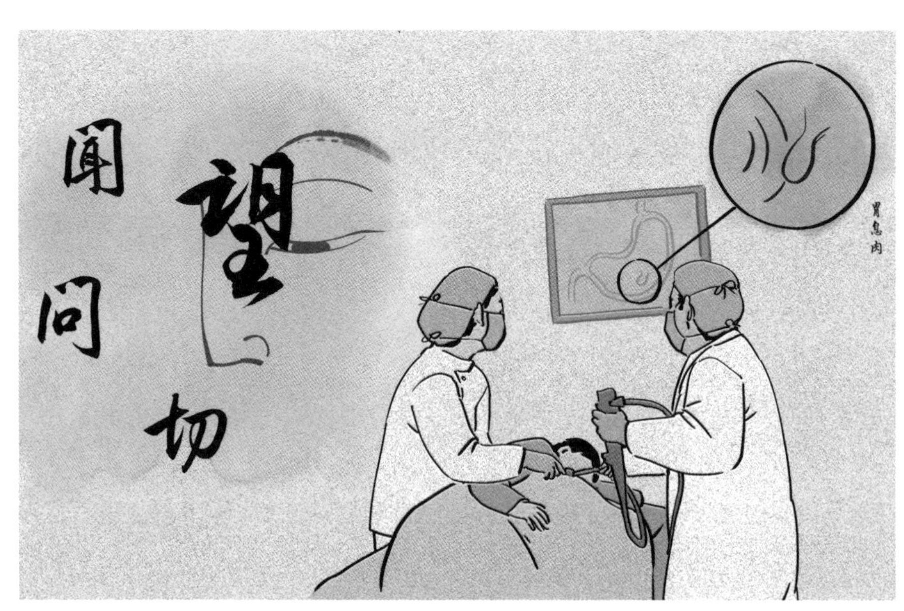

一、口　臭

口臭指口中出气臭秽，可为他人嗅出，自己能察或不察。50% ~ 60% 的人受到口臭的困扰，这一病症不仅导致社交障碍，也进一步影响身心健康。根据发病机制不同，口臭分为两大类：一是口腔源性，主要源于细菌分解食物残渣产生的含硫挥发物；二是口腔外源性，主要由胃肠道疾病引起。现代医学治疗口臭以防治口腔疾病为主要手段。口臭在祖国医学中属于“口气秽恶”“臭息”等范畴，脾胃蕴热或肺火熏蒸是其主要病机。葛琳仪认为，口臭与脾胃功能的失调关系密切，指出口臭最主要的病因病机为胃热（包括实热、湿热、虚热等），当以“清法”立论，分别施以清润、清疏、清化、清补诸法。

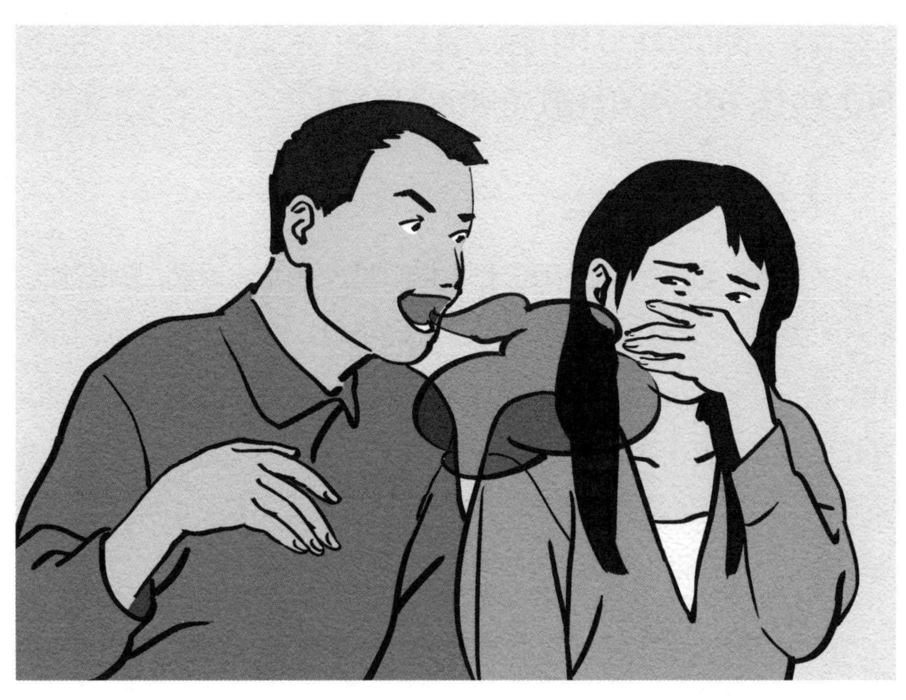

1. 邪热壅盛，治以清润

《圣济总录·口齿门》云："口者脾之候，心脾积热，蕴积于胃，变为腐臊之气，结聚不散，随气上出，熏发于口，故令臭也。"《景岳全书·口舌》则云："口臭虽由胃火，而亦有非火之异，盖胃火之臭，其气浊秽，亦必兼口热口干，及别有阳明火证是也。若无火脉火证，而臭如馊腐，或如酸 ，及胃口吞酸，饮食嗳滞等证，亦犹阴湿胃垢之臭，自与热臭者不同，是必思虑不遂及脾弱不能化食者多有之。"可知既有心脾积热导致的胃火，亦有肝郁或脾弱导致的食积引起口臭。

葛琳仪鉴古籍提出，胃热、胃火、心脾有热等邪热均可发为口臭。或因喜厚味辛辣，或因各种病理因素积滞，郁而化热化火，热移脾胃，升降失调，污浊之气上冲于口，皆发为口臭。葛琳仪治以"清润"之法，清脾胃郁热，兼以濡润胃阴，使脾胃阴阳燥湿相济，升降有度，如清胃散、泻白散等，常用药物如黄芩、蒲公英、生地、麦冬、玉竹、何首乌、天花粉、鲜石斛等以泻热并兼顾养阴。

2. 气滞中焦，治以清疏

《素问·宝命全形论》云"土得木而达"，因情志因素，思虑过度，肝气犯胃，思则气结，肝气郁结，无以疏泄脾土，木不疏土则脾虚湿滞，肝木之气相乘，致脾气不通，生化失运，胃气阻滞。中焦如沤，脾主运化，喜燥而恶湿，脾主升清；胃主受纳，腐熟水谷，胃主降浊，脾胃一升一降，为中焦气机升降的枢纽。若中焦脾胃气滞不畅，则脾不升清，胃不降浊，浊气由中焦而出，即为口臭。

葛琳仪认为气滞中焦是为核心，当治以"清疏"之法，在蒲公英、黄芩等清热药的基础上，选用柴胡、香附、郁金、广木香、佛手、枳壳、玫瑰花、代代花等疏利肝胆脾胃气机。理气同时加用健脾和胃药物，如太子参、茯苓、炒白术、陈皮、姜半夏等。苔腻者加厚朴、炒苍术、薏苡仁、石菖蒲化湿和胃降逆。同时，葛琳仪的治法包含言语沟通、情志疗法，与患者交流，进行心理开导，缓解患者焦虑之情。

3. 湿热中阻，治以清化

《温病条辨·湿》云："脾主湿土之质，为受湿之区，中焦湿证最多。"脾主运化，喜燥恶湿，水湿停聚，最易困阻脾阳。素体虚弱或久病体虚，或后天饮食损伤脾胃，皆可导致脾失运化，津液输布受阻，水湿不利，湿邪内生，郁而生热，则脾胃气机阻遏不通，清阳不升，浊阴不降，秽浊之邪蕴结，上泛而发为口臭。葛琳仪治以"清化"之法，多选用藿香、佩兰、白术、半夏、厚朴、苍术、苏梗、草果、薏苡仁等药味以清热祛湿化浊。若脾运化无力，可加用太子参、茯苓、炒白术、山药、焦六神曲、炒白扁豆等；脾虚气滞可加用枳壳、陈皮、佛手、木香等理气之品。若痰湿阻遏明显伴有恶心呕逆，则加姜竹茹、姜半夏；舌苔黄腻不化者，加胆南星；若舌红苔黄腻，伴有肝胆疾病如胆结石、胆囊炎等，可加海金沙、金钱草、龙胆草等。

4. 脾肾亏虚，治以清补

《灵枢·天年》曰："六十岁，心气始衰，苦忧悲，血气懈惰，故好卧。七十岁，脾气虚，皮肤枯。八十岁，肺气衰，魄离，故言善误。九十岁，肾气焦，四藏经脉空虚。"老年患者气血不足，各个脏腑功能皆衰退，其中又以先天之本（肾）与后天之本（脾）最为明显。胃肾阴虚，虚火上炎，化肉为腐，则腐气上走于口可发为口臭；肾阳虚衰，脾阳不足，运化无力，精微难生，食糜停滞，积滞成浊，上走于口亦发为口臭。葛琳仪治以"清补"之法，清补之法寓"补而不滞，滋而能通"之意。"补"可选用健脾益气消导助运之品，方如四君子汤、六君子汤，药可选用太子参、茯苓、白术、扁豆、陈皮、焦六神曲等平补之味；“滋”多选用甘凉濡润、滋而不腻之品，方如益胃汤，用药如生地黄、麦冬、沙参、鲜石斛、玉竹等，正所谓“胃为阳明之土，非阴柔不肯协和”。年高或伴腰膝酸软者，可加用枸杞子、制黄精、杜仲等。

5. 验案举隅

陈某，男，40岁。2016年10月22日因“口臭口苦，大便稀烂3月余”就诊。患者口臭、口苦，晨起尤甚。伴大便不成形，无黏液血便，无明显腹痛。平素嗜肥甘厚腻、生冷之品，形体臃肿。舌淡红，苔厚腻薄黄，脉濡。拟诊口臭病（口腔异味），辨证属湿浊中阻、郁热内生证，治以健脾清化中焦。方用平胃散和藿香正气散加减：苍术9g，厚朴9g，陈皮9g，广藿香9g，佩兰9g，姜半夏9g，佛手9g，草果9g，炒白扁豆9g，黄芩9g，马齿苋9g，蒲公英9g，7剂，日1剂，水煎服。嘱清淡饮食，忌肥甘厚腻及生冷食物。

二诊：药后口臭、口苦较前减轻，大便日1次，时稀。舌淡，苔略白腻，脉濡。守方续进14剂，日1剂，水煎服。

三诊：诸症好转。舌淡，苔略白腻，脉濡。原方去黄芩、马齿苋、厚朴、藿香、佩兰，加茯苓12g，炒白术12g，焦六神曲15g，山药12g，太子参15g，7剂，日1剂，水煎服。

四诊：口臭明显好转，口苦已瘥，大便日1次，基本成形。舌淡红，苔薄白，脉濡。守方7剂，嘱后续饮食调养。随访3个月无复发。

【按】患者形体臃肿，喜食肥甘厚腻、生冷之品，湿浊滋生，以致脾胃中焦受损，不得运化，邪气蕴结中焦，浊气上泛，而发为口臭。综其口苦，便稀，舌淡红，苔厚腻薄黄，脉濡之脉证，辨为湿浊中阻、郁热内生之证，故用平胃散合藿香正气散加减，以健脾化浊，清化中焦。平胃散燥湿运脾，行气和胃；藿香正气散取藿香、半夏二味配佩兰化浊即可，去余散寒之药以防燥热，再伍佛手、草果、扁豆以增理气化湿之力，并佐黄芩、马齿苋、蒲公英清化郁热。三诊郁热已清，湿浊渐退，诸症好转，但湿性缠绵，久伤脾之健运，故去清化耗散之品，后期治以益气健脾，脾胃运化功能得复，则可标本兼顾。

二、胃食管反流病

胃食管反流病系指胃或十二指肠中的内容物反流至食管中，引起患者以反酸、烧心等为主要临床症状的一种消化道疾病。临床上该病十分常见，且发病率有逐年升高的趋势。其发病与下食管括约肌压力降低、食管清廓能力下降、食管黏膜屏障受损、胃酸和胃蛋白酶反流、食管内脏高敏感、幽门螺杆菌感染等多种因素相关。目前西医治疗仍以质子泵抑制剂为首选药物。胃食管反流病的中医病名属于“吐酸”“食管瘅”“嘈杂”等范畴，胃失和降、胃气上逆为其基本病因病机，病位在食管和胃，与肝、脾密切相关。葛琳仪认为本病气机逆乱是核心，治疗时以疏理中焦气机、健脾和胃为大法贯穿始终，并根据不同病理因素致病佐以“清”法。

1. 积热致酸，治以清利

《黄帝内经》言“诸呕吐酸，暴注下迫，皆属于热”，认为吞酸当责之于热。葛琳仪认为此乃邪热内扰胃腑，胃火炽盛，挟浊气上冲，导致胃气上逆，因此患者出现烧心、反酸等症状。针对临床上因热致病的胃食管反流病，舌红苔厚腻者，常治以清利通滞，多选用药对，如以生白芍和佛手、玫瑰花和娑罗子、木香和枳壳健脾行气，在此基础上加用黄芩和蒲公英清热燥湿。黄芩具清热燥湿、泻火解毒之功，尤善清中焦、上焦之热；蒲公英有清热解毒、消肿散结、利尿通淋之效，两药相须为用，加强清利通滞之功效。另外，还需根据症状的不同和轻重程度，如热甚加用黄连、吴茱萸，取左金丸之意清泻肝胃；呕甚加竹茹行清热化痰、除烦止呕，以治胃热呃逆，与黄连配伍又有黄连橘皮竹茹汤之妙；反酸明显者，选用海贝散，酌加煅瓦楞子以制酸止痛。

2. 湿浊致酸，治以清化

《杂病源流犀烛》认为吐酸"皆由胃湿郁而生"。葛琳仪指出，脾居中央，以灌四旁，喜燥而恶湿，外感湿邪或脾虚不运都会导致痰湿内生，困脾伐胃，进而阻碍中焦气机运行，最终导致脾不升清、胃不降浊，浊邪逆而向上，遂成嗳腐反酸之症。她强调江南一带地理气候以湿热夹杂为主，故常选药对蒲公英和黄芩清热燥湿，再加藿香、佩兰、苏梗等药理气化湿。藿香乃芳香化湿之要药，针对湿浊中阻引起的呕吐之症效果尤佳；佩兰具备芳香化湿、醒脾开胃之能，与藿香相使为用，可加强化湿之功；苏梗行气宽中、和胃止呕。三药相合，化解中焦湿浊和气滞，能有效减少反酸及缓解其引起的胸部不适感。若湿邪由脾阳亏虚、气化不利，导致水停中焦引起，则当以温药和之。常以厚朴、草果相合，两者皆辛温，具有温中燥湿之效，其中草果辛温燥烈，气浓味厚，燥湿温中之效尤佳，厚朴行气力优，二者合用，共奏燥湿温中行气之效。另还可取用二陈之君药姜半夏与陈皮，加强燥湿行气之力。

3. 肝郁致酸，治以清疏

刘完素言"酸者，肝木之味也，由火盛制金，不能平木，则肝木自甚，故为酸也，如饮食热则易于酸矣"，认为肝火犯胃可致酸。《临证备要·吞酸》也有类似记载："胃中泛酸，嘈杂有烧灼感，多因于肝气犯胃。"

葛琳仪指出，五味之中，酸为肝木之味。肝主疏泄，喜条达而恶抑郁，若肝失疏泄，横逆犯胃，胃失和降，亦成反酸之症。在治疗肝胃不和所致的胃食管反流病时，葛琳仪指出疏肝和胃为其主要治则。她常常以柴胡疏肝散为底方，加用玫瑰花、木香、娑罗子疏肝行气解郁，佛手和生白芍健脾理气和胃。肝经郁热时辅以左金丸清肝泻火、降逆止呕，佐以郁金、当归活血养血。诸药合用，谨守“疏理中焦气机，健脾和胃”之大法。

4. 脾虚致酸，治以清补

《灵枢・五味》谓：“胃者，五脏六腑之海也。水谷皆入于胃，五脏六腑皆禀气于胃。”《素问》曰：“胃者，五脏之本，六腑之大源也。”葛琳仪认为，脾主运化，乃气血生化之源，为后天之本，若饮食不节、七情不畅、劳逸无度、大病久病等耗伤脾胃之气，以致中焦纳运失职，清阳不升，浊阴不降，则嗳气、烧心反酸、口苦口干、呕吐等临床症状频现。在治疗由脾胃亏虚所致的胃食管反流病时，多以补益脾胃为治疗原则。若脾气不足，运化无力，气机升降枢纽失调，可导致胃气上逆，葛琳仪常以四君子汤为基础方加黄精补气健脾，炒白扁豆健脾化湿。若有中气下陷的症状，则加黄芪配伍升麻、柴胡，取补中益气汤之意以升举阳气，其中黄芪为补益脾气之要药。若呕吐明显，加用旋覆花、代赭石，取旋覆代赭汤之意降逆止呕。若脾阳不足，加乌药温中行气止痛，豆蔻温中燥湿。阳虚甚者，予厚朴合草果温中燥湿行气。此外，针对临床不同的兼症，葛琳仪常随症加减。兼有不思饮食的饮食停滞之症，加鸡内金、焦六神曲、炒谷芽、焦山楂等消食化积；兼有夜寐不佳，加炒酸枣仁、夜交藤、柏子仁等养心安神，或加珍珠母和煅磁石镇静安神；兼有大便干结，排便艰难，加牛蒡子、苦杏仁、柏子仁等降气通腑；兼有胸闷不适，加瓜蒌皮、薤白、苏梗等宽胸理气；兼有咽喉不适、咳嗽，加藏青果、桔梗、前胡等清热利咽。

5. 验案举隅

沈某，男，37 岁。2020 年因“反酸伴胃脘灼烧感 1 个月”就诊。反酸明显，伴嗳气，胃脘部烧灼感，胃胀满，纳食夜寐尚可，大便日行 1 次，质干；舌稍红，苔薄白腻，脉滑数。拟诊吞酸（胃食管反流病），辨证属气机郁滞、湿热中阻证，治以理气和中、清热化湿，方选乌贝散加减：海螵蛸 9g，浙贝母 9g，煅瓦楞子 15g，黄芩 9g，蒲公英 15g，生白芍 12g，佛手 9g，娑罗子 12g，玫瑰花 6g，广木香 6g，枳壳 15g，厚朴 12g，姜半夏 9g，陈皮 9g，广藿香 9g，佩兰 9g，7 剂，日 1 剂，水煎服。嘱饮食清淡，忌辛辣炙煿、肥甘厚腻之品。

二诊：反酸、嗳气发作频数减少，程度减轻，大便较前软；舌淡红，苔薄白腻，脉稍滑。上方减煅瓦楞子，再加苏梗 12g，14 剂，日 1 剂，水煎服。

三诊：药后胃脘灼热明显减轻，偶有反酸、嗳气，大便调畅，舌淡红，苔薄白，脉细。前方去藿香、佩兰、厚朴、黄芩，加太子参 15g，茯苓 12g，炒白术 12g，羊乳参 15g，人参叶 15g，生玉竹 12g，枸杞子 12g，14 剂，日 1 剂，水煎服。

四诊：药后诸症较前好转，舌淡，苔薄白，脉细。前方去太子参、羊乳参、人参叶、玉竹、枸杞子，加豆蔻 6g，乌药 15g，川楝子 9g，黄芩 9g。巩固治疗 2 个月，症状控制稳定无复发。

【按】《证治汇补·吞酸》曰：“有湿热在胃上口，饮食入胃，被湿热郁遏，食不得化。”患者素有饮食不节史，故脾胃湿热内阻。结合胃胀，便干，舌红脉滑数，辨为气机郁滞，湿热中阻，治以行气和中、清热化湿。方中浙贝母、海螵蛸、煅瓦楞子、蒲公英、黄芩有

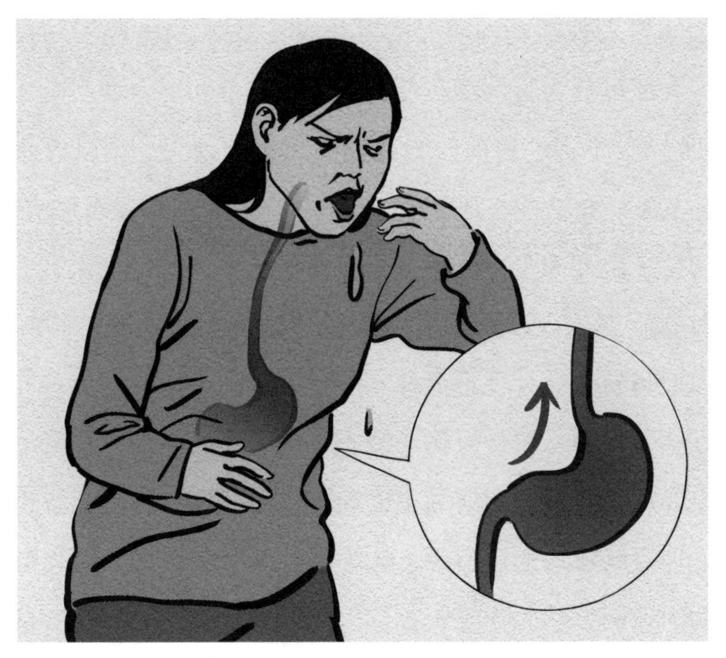

清热制酸之功；佩兰、广藿香、姜半夏、陈皮行化湿之能；其余药味助理气健运之功。二诊症状有一定缓解，但仍有湿热之象，继续清热化湿，同时加苏梗以宽中理气。三诊药后诸症明显改善，故标本同治，减清热化湿味药之四，予四君子汤加味以收健脾补气养阴固本之功效，其中枸杞子配玉竹，养阴润燥生津。四诊时，继续攻补兼施，予以豆蔻、乌药温中行气。本病例是因虚致实，本虚标实，宜正本清源，标本兼治，治法先从清化，后转变为清补。葛琳仪治疗胃食管反流病谨守病机，辨证论治，指出此病多因于湿、热、郁、虚，治疗时以正本清源为要，主张标本兼治、攻补活用的治疗原则，灵活应用“清”法，可以取得较好的临床效果。

三、肠易激综合征

肠易激综合征是以慢性或复发性腹痛、腹泻、排便习惯和大便性状改变为主要表现的一种功能性胃肠病。根据 2016 年罗马Ⅳ标准，肠易激综合征可分为腹泻型、便秘型、不定型和混合型。全球患病率从 10% 到 15% 不等。目前认为其发病与胃肠动力、内脏感觉、脑肠调控异常及炎症和精神心理等多因素相关。临床治疗以对症治疗为主，如饮食调整、免疫球蛋白疗法、肠道菌群调节、解痉止痛、止泻或促胃肠动力等。

腹泻型肠易激综合征是最常见的类型，属中医“泄泻”“飧泄”等范畴。感受外邪、饮食所伤、情志失调、病后体虚、禀赋不足等是泄泻的主要病因，脾虚湿盛为主要病机。葛琳仪将“百病皆生于气”引入功能性胃肠疾病的诊治中，认为肠易激综合征尤其腹泻型患者不论何种病因致病，首先伤及气机，因此其核心病机为中焦气机逆乱，致使气血不调、升降失常、清浊相干，发病与肝、脾、胃密切相关，治则为“乱则平之”。

1. 治肝调脾，木土合德

五行之中，木克土，木郁不达，则木土不合，土气渐衰；木行过亢则木旺乘土，土失健运。肝郁气滞、肝郁脾虚是本病的主要病机，肝之疏泄调达功能失常，则脾土运化功能受损，水谷失于运化，则下注大肠，清浊不分，乃生泄泻。因此，葛琳仪在遣方用药时非常注重肝脾调和，临床常采用柴胡、玫瑰花、醋香附、娑罗子疏肝行气解郁。基础方以柴胡疏肝散、逍遥丸、参苓白术散为主，疏肝以健脾，木土合德，则五脏气机恢复，症状即消。脾贵在运，葛琳仪反复强调，脾胃乃后天之源，需时时顾护脾胃。若患者泄泻日久，有腹胀、纳差、体重下降等症状，临证时需加山药、白扁豆、六神曲、豆蔻等药，取参苓白术散之意健脾助运以止泻。

2. 消食和胃，调和气血

泄泻日久，由实转虚，虚实夹杂，病机错杂，脾胃虚弱与其引起的病理产物如痰、湿、浊、食积互见，迁延难愈。葛琳仪指出，该类患者常常因久泻耗伤气血，或焦虑、烦躁，或气短乏力、神疲纳差、腹胀、头晕等。舌质或红或淡，经常有一些患者舌淡边有齿痕，脉濡或缓。针对该类患者，葛琳仪非常注重调和气血以及疏导病理产物，临证时常配伍消食化积药，气血同调。基础药对为乌药配伍香附、郁金等，取青囊丸为基础方，伍陈皮、六神曲、豆蔻行气消食和胃。

3. 验案举隅

王某，男，39 岁。2019 年 10 月 12 日因“反复腹胀、便溏 1 年余”就诊。便前腹痛，大便日行 2 ~ 3 次，完谷不化，时有嗳气，伴情绪焦虑。胃纳尚可，小便正常，夜寐一般；舌淡红苔薄腻，脉弦。从事教育工作，素体消瘦。拟诊泄泻（腹泻型肠易激综合征），辨证属肝郁脾虚，中焦气乱证，治以理气疏肝，健脾和胃，选用葛氏平气汤：柴胡 10g，香附 10g，郁金 10g，厚朴 10g，乌药 6g，豆蔻 6g，炒白扁豆 10g，陈皮 10g，山药 30g，7 剂，日 1 剂，水煎服。

二诊：情绪转平稳，便前腹痛略有好转，便溏亦有好转，但大便仍有一日 3 次的情况；舌淡红苔薄白腻，脉弦。原方改炒白扁豆 15g，加六神曲 15g，以助脾运，14 剂，日 1 剂，水煎服。

三诊：大便次数减少至一日 2 次，偶有便前腹痛；舌淡苔薄白，脉弦。前方加香附 15g。

四诊：诸证好转；舌淡苔薄白，脉弦。守方续进 7 剂。

【按】患者为青年男性，从事教育工作，平素家庭、工作压力较大，肝失疏泄，横逆犯胃，胃气上逆则嗳气；脾胃为气机升降之枢纽，

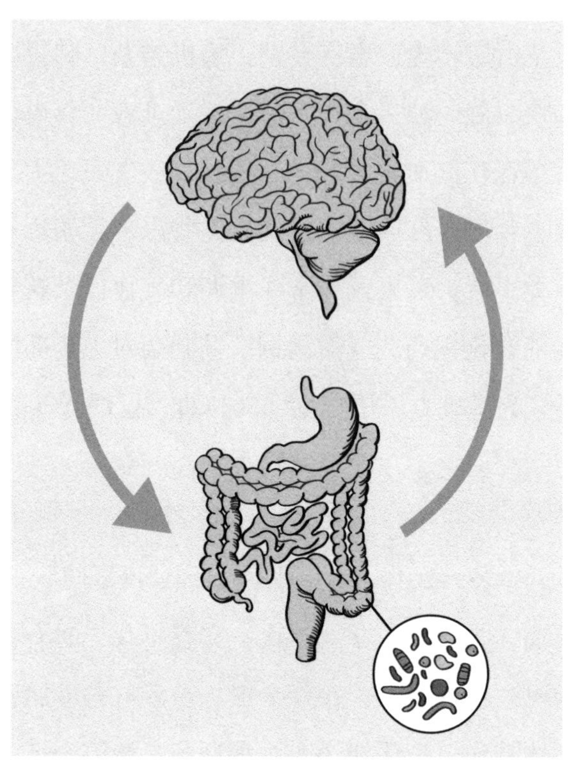

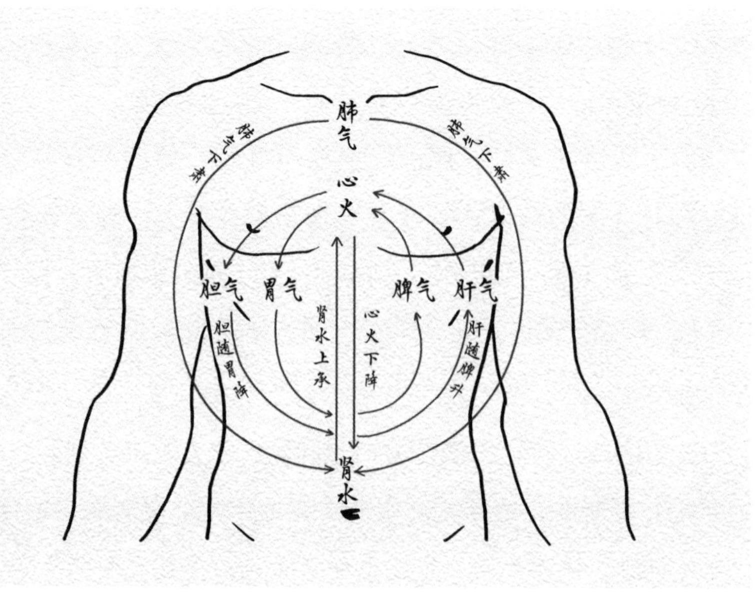
肺气
肺气下肃
肺气下肃
心火
胆气
胃气
脾气
肝气
胆随胃降
肾水上承
心火下降
肝随脾升
肾水

胃气不降反升，脾升胃降功能失调，脾主升清，清气不升反降，以致腹泻便溏。葛琳仪法宗“百病皆生于气”，指出该患者气乱于腹，当平而治之，治拟平气汤。气乱得平，诸证自消，将息调养。平气汤是葛琳仪临床有效的验方，组方为柴胡、香附、郁金、厚朴、乌药、豆蔻、炒白扁豆、六神曲、陈皮、山药。其中，柴胡疏肝行气，性升散上行，引清阳之气上行；厚朴苦温，功下气消痰，降气消满，引浊阴之气下行，与柴胡相配，清升浊降，以顺脾升胃降之性。乌药快气宣通，疏散凝滞，为气中和血之药；香附理气解郁，调经止痛，为血中之气药，与乌药配伍，为古方“青囊丸”。加以郁金行气解郁，凉血破瘀，气血同调。陈皮、六神曲、豆蔻行气消食和胃，山药、炒白扁豆益气化湿健脾，脾胃同调，升清降浊。诸药合用，共奏理气血、顺升降、和脾胃之功效，调清浊，以达平气之功效。

平气汤广泛应用于泄泻病数十年，张烁团队通过前期临床病例观察，发现葛氏平气汤在缓解肠易激综合征腹痛、腹泻等症状及缓解焦虑情绪等方面有确切疗效，但具体机制尚未研究。因此，该团队在临床基础上进行了深入研究，利用网络药理学方法初探葛氏平气汤干预肠易激综合征的作用机制。葛氏平气汤对肠易激综合征的治疗具有多成分、多靶点、多通路的特征，有可能是通过 PTGS2、VEGFA、ALB、EGFR、EGF、FOS、IL-6 等核心靶点对 EGFR 信号通路、HIF-1 信号通路、JAK-STAT 信号通路、PI3K-Akt 信号通路等进行调控而发挥改善炎症，抑制细胞凋亡的作用。

四、代谢相关脂肪性肝病

代谢相关脂肪性肝病，以往称为非酒精性脂肪性肝病，是基于肝脏脂肪积聚的组织学、影像学及血液生物标志物证据，同时合并有肥胖、2 型糖尿病或代谢功能障碍的一种常见慢性肝病。其全球患病率高达 25%，是一种与胰岛素抵抗和遗传易感性密切相关的代谢应激性肝脏损伤疾病。目前尚无西药获批用于治疗该病。中医药治疗应用广泛，效果良好，可将其归属于“肝癖”“胁痛”“肥气症”等范畴。其病变部位在肝、脾，以脾肾亏虚为本，痰浊瘀阻为标。

葛琳仪擅长从气论治此病，认为患者或为素体脾气亏虚、湿浊壅盛，又过食肥甘厚味，加重脾胃损伤；或因久坐久卧，体丰积盛，脾虚失运；湿浊内聚可化为痰浊，日久郁而化热，灼津炼液成膏浊、脂浊，在内沉积于肝及其他脏腑，并外停筋骨皮肉，窜走于脉络入血。葛琳仪治疗该病法宗《黄帝内经》“阳化气，阴成形”理论，从“气”切入，参仲景“病痰饮者，当以温药和之”，引入“助阳化气”治法；并指出中老年人或久病之人，常脾肾共病，可从“虚”论治，以“补”为法。

1. 温阳化气

对于老年脾肾亏虚患者，葛琳仪着眼于温阳化气，强调阳虚亦是导致本病发生发展的重要病机。阳气来源于先天元阳，依赖脾胃后天滋养，在人的生长发育过程中起到重要作用。元气分元阳和元阴，其中能发挥推动、兴奋、化气、温煦等属于“阳”的功能，即阳化气的功效；元阴则以物质形式，如肾精、津液、血等，濡养各个脏腑。元阳不足，或脾肾阳虚，阳化气功能不足，导致脾失健运，膏脂不化，肾阳不足，精微失于输布；阳不足，则阴偏盛，导致脂浊郁积于肝，进而形成该病。从现代医学来说，“阳化气”过程即是物质通过三羧酸循环后产生能量，以 ATP 形式储存于细胞之中随时根据机体需要供给；“阴成形”的过程可以是摄入的各种物质经消化吸收作用后生成脂肪、蛋白质、糖类等，以有形之物存于周身组织之中。因此，在日常诊疗中，葛琳仪非常注重阳化气的功能，指出中焦斡旋，水谷运化，需要肾气蒸腾，正乃补火暖土之意。临床常运用金匮肾气丸加减以充资先天元气。葛琳仪参《黄帝内经》言："积之始生，得寒乃生。"强调积证的产生还与寒邪密切相关，寒邪具有收敛、凝滞的特性，因此本条又可引申为凡是能够引起气机阻滞，或津液、血液失去温煦的，均可导致气滞血瘀。而寒的产生与阳无法化气有关，脾阳不正，无法运化水湿，则酿生痰湿，肾阳虚，则水湿泛滥。因此，汉代张仲景《伤寒论》中提及"脏结，无阳证"，脏结即积证。正如《黄帝内经》所载"积之始生，得寒乃生"指出，凡是积证并不是一蹴而就，而是经过日积月累逐渐形成，这与"阴成形"的机理不谋而合。这也要求临床医生在积证的治疗上，要着眼"未病先防""既病防变"。具体的治疗原则，如《伤寒论》所言，"病饮者，当以温药和之"。葛琳仪在此基础上运用"助阳化气"法治疗本病。

2. 去浊通脉

《素问·经脉别论》"饮入于胃，游溢精气，上输于脾。脾气散精，上归于肺，通调水道，下输膀胱。水精四布，五经并行"。代谢相关脂肪性肝病患者长期坐卧，缺少运动，进而气血运行失常，中焦斡旋失司，脾胃纳运功能失常，脾胃失常，则水谷精微，失于运化，则内生痰生湿之浊毒、聚集于脏腑、经络、筋骨皮肉而为病。临床常在前方的基础上加丹参、山楂、决明子等。

3. 内清郁火

代谢相关脂肪性肝病患者病程日久，即便是在脾肾亏虚患者中，尤其在发病早期、中期，患者也会兼有肝气郁滞化火的表现或者病理产物内积生热的现象，因此常常配伍使用疏肝清肝之药，如玫瑰花、菊花、白芍、娑罗子等；而对于内生积热的患者，常选用荷叶、地骨皮、银柴胡等药。

4. 验案举隅

宋某，女，48岁。2015年10月20日因“形体肥胖10余年”就诊。形体肥胖，烘热汗出，右胁胀满不适，时有隐痛，胸闷脘痞；伴腰酸，脱发，时有耳鸣，胃纳可，二便尚调，夜寐欠安；舌淡红，苔白厚腻，脉沉细滑。体重指数为26.1。平素畏寒，无吸烟饮酒史。腹部超声提示脂肪肝。血脂：TC 5.9mol/L，TG 2.9mol/L。拟诊肥气（1. 代谢相关脂肪性肝病；2. 高脂血症），辨证属脾肾亏虚、痰浊内生证，治以补肾健脾祛浊，方选加味肾气丸加减：干地黄20g，山药15g，山茱萸15g，泽泻9g，茯苓9g，牡丹皮9g，桂枝9g，附子6g，白术12g，山楂15g，决明子15g，丹参15g，地骨皮10g，银柴胡10g，14剂，日1剂，水煎服。同时嘱锻炼，控制饮食。

二诊：患者胁胀好转，耳鸣减少，精神状态、烘热汗出症状明显缓解；舌淡红，苔白，脉沉细滑。予以原方续进二月。

三诊：症状基本消失；舌淡红，苔白，脉沉细。体重指数为23.7。复查血生化：TC 4.2mol/L，TG 1.7mol/L。腹部超声显示基本正常。嘱注意生活调理。

【按】本病例患者为更年期女性，年将半百，肝气始衰，肝叶始薄，胆汁始减，肾气已亏，阳化气功能下降，复加饮食肥甘厚腻，膏脂沉积于血脉、肝脏，临床表现为胁胀、胸闷脘痞，检查表现为高脂血症、脂肪肝。结合腰酸、脱发、耳鸣之症及舌脉，乃脾肾亏虚为本，痰浊瘀阻为标，法当补肾健脾祛浊，予加味肾气丸加减治疗。加味肾气丸是在肾气丸的基础上加白术、山楂、决明子、丹参。其中，肾气丸是

《金匮要略》中治疗肾虚证的经典方，由干地黄、山药、山茱萸、泽泻、茯苓、牡丹皮、桂枝、附子组成。加味肾气丸阴阳双补，肾虚得复，元气充足，从而激发和推动全身各脏腑组织器官的生理功能；加白术健脾祛湿，山楂降脂活血，决明子清肝调脂，丹参祛瘀通络，四药相伍，健脾保肝降脂，活血通络；再佐以地骨皮、银柴胡退虚热，则烘热汗出、耳鸣、乏力症状缓解；诸药合用，共奏补肾健脾，祛浊化瘀之功效，元气得复，膏脂得化，阴阳调和，诸症皆除。

葛琳仪指出代谢相关脂肪性肝病病机复杂多样，“阳化气，阴成形”为临床诊治该病提供了思路。对于中老年患者，仅运用疏肝理气、化痰祛浊法是不够的，尤需注重元气的调护。在此基础上辨证论治，施以化痰祛浊，予以补益元阳，助阳化气，鼓舞脾胃运化功能，使得

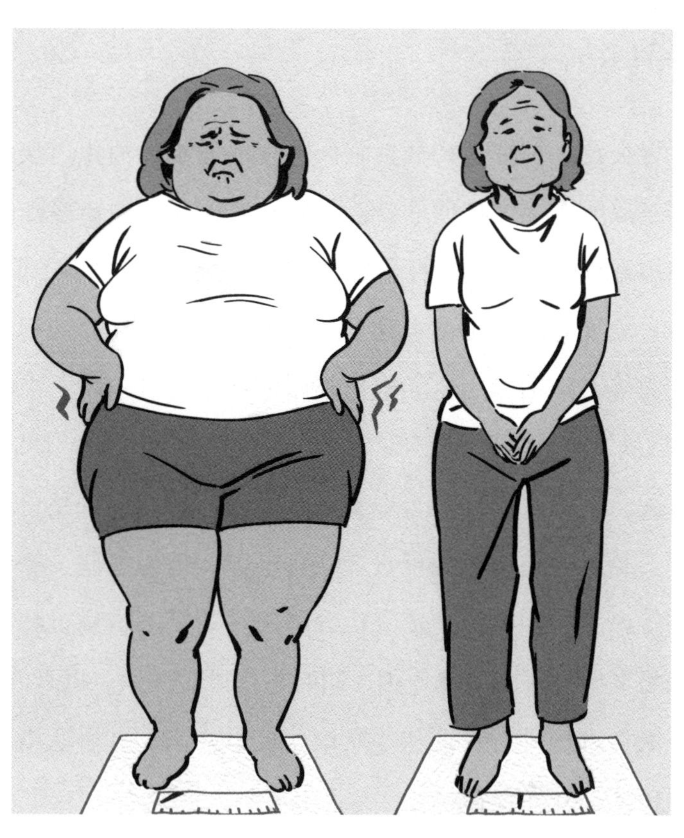

膏脂化、气机顺，加以生活方式的改善，则诸症自缓，病体渐安。“阳化气，阴成形”出自《素问·阴阳应象大论》“阴静阳燥，阳生阴长，阳杀阴藏，阳化气，阴成形”，是对阴阳功能作用的高度概括。阳化气，重在“化”，指阳气具有推动事物不断发生、发展乃至变化的作用，如气的推动、温煦、激发等功能。阴成形，重在“成”，强调阴的物质属性，体现了阴具有不断“积累”的特性。“阳化气”“阴成形”既有各自的功能特点，又强调了彼此之间的联系。在生理情况下，阴所成之物为水谷、饮食，正如《黄帝内经》所论述“地食人以五味”；而在病理情况下，则成为痰饮、瘀血、结石等中医学的有形病理产物。此中机理在于元气不足，脾肾阳虚，导致痰瘀阻滞，故需借“阳化气”之能动而散之。

五、慢性胃炎

慢性胃炎是一种缺乏特征性临床表现的最常见消化道疾病，可表现为胃痛、反酸等或无任何症状。目前，我国基于内镜诊断的慢性胃炎患病率接近90%。幽门螺杆菌感染与慢性胃炎密切相关，胆汁反流、药物、自身免疫等因素也可引起发病。现代医学治疗以抑制胃酸、促进胃肠动力等对症治疗为主。根据临床症状，其可归属于中医学“胃脘痛”“痞满”“嘈杂”等范畴。该病的发生主要与饮食、情志、外邪、禀赋等有关。多为本虚标实、虚实夹杂之证，基本病机是胃膜受伤、胃失和降。葛琳仪指出该病可责之饮食不节、情志失调、寒邪客胃、脾胃虚弱等诸多病因，但中焦气机升降失司乃其基本病机特点，中焦运化失和是本病发病的主要原因，同时重视肝脾关系，以及胃喜柔润、阴津易伤的生理病理特点，从气立论，疏运并调，灵活运用清法，使脾胃阴阳相济、升降合宜。

1. 木土合德，疏运为用

肝为阴中之阳脏，主疏泄，主升主动，亦参与维持全身气机的协调平衡。《血证论·脏腑病机论》言："木之性主于疏泄，食气入胃，全赖肝木之气以疏泄之，而水谷乃化。"肝脾生理上相互影响。《知医必辨》中谈到："肝气一动，即乘脾土，作痛作胀，甚至作泻。又或上犯胃土，气逆作呕，两胁胀痛。"此肝气疏泄太过，肝木乘土，导致脾胃运化失司而为病。若肝气不及，失于疏土亦会导致脾胃功能失常，如《医学衷中参西录》曰："肝脾者，相助为理之脏也。人多谓肝木过盛，可以克伤脾土，即不能消食，不知肝木过弱，不能疏通脾土，亦不能消食。"所谓"治肝可以安胃"，即肝脾生理病理关系密切，肝气调达，胃自安和。葛琳仪从脾胃及肝出发，认为需以疏肝健脾药行气化滞，调畅气机以恢复脏腑功能，常以逍遥散、香砂六君子汤合方，或以枳壳、佛手、玫瑰花配伍木香、陈皮、苍术等疏肝理气，健脾助运，疏运并用，快速取效。其中，陈皮、木香、佛手、枳壳是使用频次最高的几味药，具有行气开痞、消食化积之功，可用治脘腹胀痛、嗳气吞酸、恶心呕吐等症。

2. "清"法为要，灵活运用

对于迁延日久的脾胃病，如《丹溪心法·心脾痛》言："病得之稍久则成郁，久郁则蒸热，热久必生火。"脾胃运化失常，湿浊不化，久则生热。葛琳仪以"清"法为要，根据气滞、湿阻、热蕴及正虚等不同证候，在治疗上立清疏、清化、清润、清补四法。体现在处方用药原则上，主张用柔忌刚，宜轻清灵巧，善用甘平缓和的柔润之品及质薄味淡的花类药。如常以芍药甘草汤加味绿梅花、代代花、玫瑰花、合欢花、旋覆花等质轻甘平之药清胃疏肝。白芍有柔肝止痛之效，配伍花类药行气，以和缓之力疏通气机，又柔顺肝木条达之性，体现出葛琳仪治疗慢性胃炎的基本用药和配伍策略；或以藿香、佩兰、黄芩、蒲公英清化，清热燥湿化浊；或以沙参麦冬汤清润，既清虚热，又柔润胃阴，保全津液；或以太子参、茯苓、白术等清补，在祛邪运脾之时同以补益。葛琳仪甚少使用金石类、虫类以及动物类药，谓其易伤脾胃且不宜久服。

3. 古方为基，善用药对

葛琳仪遣方用药多以经方为基础，如经典方剂四君子汤，《太平惠民和剂局方》载“常服温和脾胃，进益饮食”，以治“荣卫气虚，脏腑怯弱，心腹胀满，全不思食，肠鸣泄泻，呕哕吐逆”。临证以其为慢性胃炎补虚理中的底方，健脾燥湿，补而不滞。现代研究表明，此方能促进胃黏膜炎症缓解以及萎缩腺体的再恢复。又如旋覆代赭汤、半夏厚朴汤则从气论治，下气化痰，常用作气逆痰阻证型的基础方。其中半夏厚朴汤，《金匮要略》用治“妇人咽中如有炙脔”，葛琳仪认为此方辛行散结，苦燥除湿，可用于治疗情志不舒、痰凝气阻等造成的慢性胃炎。风木致病，肝气郁结致脾胃失调的慢性胃炎，常以柴胡疏肝散疏肝解郁为主。

葛琳仪亦善于将西医之药理特性与中药之药性相结合，衷中参西，成就许多药对配伍之妙用。如黄芩与蒲公英，黄芩具泻火解毒、止血凉血之效；蒲公英有清热解毒、利尿散结之功。两药共奏泻热利水之功，现代医学证实其具有抗炎抑菌的作用，因此对湿热证幽门螺杆菌感染的慢性胃炎具有很好的疗效。又如海螵蛸与浙贝母，海螵蛸味咸涩性微温，收敛止血，制酸止痛；浙贝母苦寒，清热化痰，消痈散结。两药合用为乌贝散，倍抑酸止痛之功，临床研究亦证明其可治疗消化性溃疡，有保护和修复胃肠黏膜的作用，故此二味对黏膜糜烂性慢性胃炎以及胆汁/胃酸反流性胃炎都具有良好的治疗作用。药串如藿香、佩兰、苍术、草果，藿香、佩兰为芳香化湿要药；藿香可止呕，能治湿浊中阻之呕逆；苍术、草果燥湿力强，苍术具健脾燥湿之能，草果有除痰之效，四药共奏健脾化湿之功。除此之外，葛琳仪辨证加入药对药串以治之，湿盛者予薏苡仁、山药健脾渗湿；食积者予鸡内金、

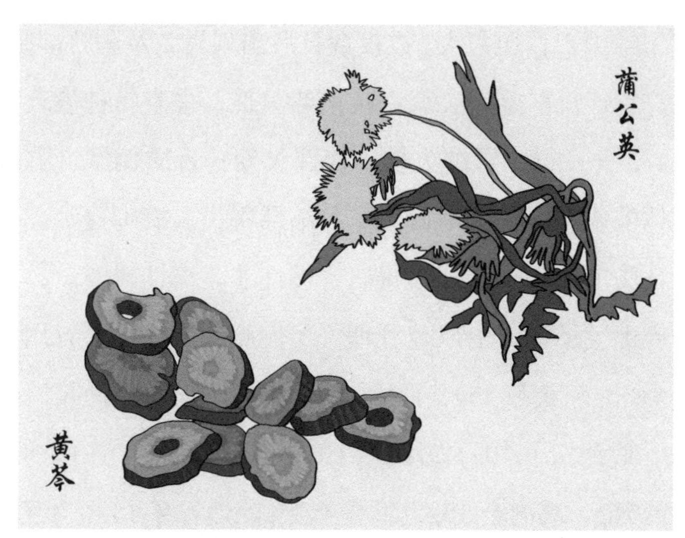

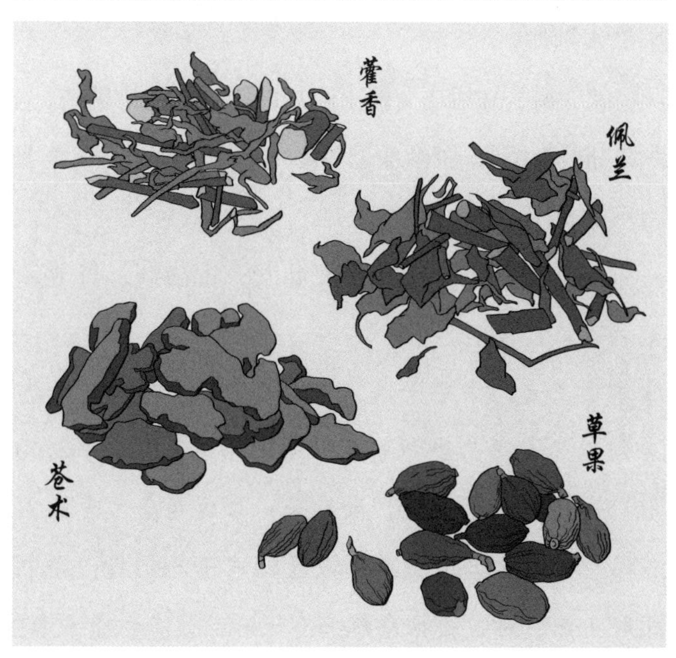

莱菔子消食导滞；寐不安者予首乌藤、酸枣仁、柏子仁、珍珠母、青龙齿安神助眠；肝热者予川楝子清肝泻火；湿热者予马齿苋、黄连清热利湿等。

4. 验案举隅

李某，女，39 岁。2018 年 1 月 16 日因“反复胃脘胀痛伴反酸 5 月余”就诊。因工作压力大，熬夜数日后出现胃脘及胸胁部胀满不适，食后更甚；常伴反酸嘈杂、恶心，情绪欠佳，平素易神疲乏力，大便偏干，1 ~ 2 日一行，胃纳欠佳，夜寐欠安；舌质偏红、苔薄黄，脉弦细。形体偏瘦。胃镜提示慢性非萎缩性胃炎。病理提示“胃窦”慢性炎，灶性肠上皮化生。拟诊胃痛（慢性非萎缩性胃炎），辨证属肝胃不和、脾虚气逆证，治以疏肝理气、健脾和胃降逆，方用四君子加减：太子参 15g，茯苓 15g，白术 15g，枳壳 15g，佛手 9g，木香 9g，玫瑰花 6g，煅瓦楞子 10g，海螵蛸 10g，浙贝母 9g，生白芍 15g，黄芩 9g，蒲公英 15g，鸡内金 15g，莱菔子 15g，炒谷芽 15g，牛蒡子 9g，7 剂，日 1 剂，水煎服。

二诊：胀满大减，知饥，大便 1 ~ 2 日一行，胸胁稍畅，夜寐欠安；舌淡红，苔薄，脉细。前方加珍珠母 30g，酸枣仁 15g，夜交藤 15g，28 剂，日 1 剂，水煎服。

三诊：胃脘舒畅，饮食如常，夜寐安；舌淡红，苔薄，脉细。诸症随平，嘱调摄饮食及情志。

【按】本案患者为中年女性，生活工作压力较大，情志郁结，故素有胃脘部闷胀、大便易秘之史。肝气犯胃，气逆上冲以致恶心、反酸之症；肝郁脾虚，无力运化，故纳呆；心脾两虚，气血不足，心神失养则眠浅多梦。法当疏肝健脾，故予四君子汤化裁，方中用白芍养血敛阴、柔肝止痛，对脘腹拘急疼痛有较好疗效。枳壳、木香、佛手、玫瑰理气药之属疏肝和胃、理气健脾，具有行气开痞、消食化积之功，可用治脘腹胀痛、嗳气吞酸、恶心呕吐等症。在疏通气机之余，以四君之力补益脾胃之虚以扶正，党参易为太子参，清补脾胃，养而不燥。煅瓦楞子、海螵蛸、浙贝母合用倍抑酸止痛之功。本案尚有郁热，则与黄芩、蒲公英共奏清热泻火之功。鸡内金、莱菔子、炒谷芽健脾开胃、消食和中；牛蒡子消利咽膈、宣肺润肠，通肠腑以泻肝浊。二诊显效，夜寐欠安，加用珍珠母、酸枣仁、夜交藤养心安神。此案以气为本，百病生于气，气顺则百病消，故嘱情志调摄。

六、消化道肿瘤

消化道肿瘤是一种占位性病变，临床症状因发病部位不同而异，以良性肿瘤较多。但近年来世界范围内恶性肿瘤的发病率及死亡率均在持续升高。其发生及发展被认为与多种因素相关，如基因或表观遗传变异、饮食及环境因素、感染等。目前治疗以手术切除及放化疗为主，但相应的并发症也增多。根据临床症状，可归属于中医“癌病”范畴，其病机复杂，变化多端，往往虚实夹杂。

葛琳仪指出脾胃精气累损、中焦运化失和是本病发病的主要原因，同时肝与脾胃相互影响，并兼顾痰、湿、瘀等病理产物，将本病的病机归纳为“脾胃虚弱”“肝失疏泄”和“内生诸邪”三方面，主张健脾和中为主，兼顾疏肝理气、祛痰化瘀，同时重视对患者进行情志疏导。

1. 脾胃虚弱、中焦失和，治宜健脾和中

《黄帝内经·素问》曰：“邪之所凑，其气必虚。”肿瘤患者素体虚弱，加之手术创伤之后中气不足，久病脾胃虚损，运化无力，升降失司，发为此病。《张氏医通·积聚》有言：“善治者，当先补虚，

使气血壮，积自消也。不问何藏，先调其中，使能饮食，是其本也。”指出补虚是为癌病治疗的根本。《景岳全书·脾胃》中亦载：“凡欲察病者，必须先察胃气；凡欲治病者，必须常顾胃气。胃气无损，诸可无虑。”脾胃为后天之本，气血生化之源，胃以降为顺，胃气降则水谷及糟粕得以下行，脾气主升，脾气升则水谷之精微得以输布，两者升降相因，阴阳相合，燥湿相济，纳运相和，中焦运化如常，乃可荣养脏腑经络、四肢百骸。因此，葛琳仪临床治疗消化系统肿瘤及术后并发症尤以健脾和中为要，从后天之本而治，注重调和脾胃，确保气血运化有源，使脾胃升降有序，则正气得复。施方布药常以六君子汤为基本方进行加减，六君子汤由四君子汤加半夏、陈皮组成。四君子汤中人参、白术、甘草均为甘缓温和之品，合用益气健脾，茯苓除补心脾之气，还可利水渗湿，以助脾胃运化。脾失健运则痰浊内生，方中再加半夏燥湿化痰、陈皮理气和胃，共奏益气和中，理气化痰之功效，尤适宜肿瘤患者脾胃虚弱痰湿困脾之证。若遇大虚之人，清阳不升、中气下陷者，则常加以补中益气汤，顾护脾气，升阳举陷。

常用药对：半夏、陈皮；乌药、豆蔻。

（1）半夏、陈皮——健脾和胃、燥湿化痰

半夏、陈皮，葛琳仪常配伍使用。半夏，有燥湿化痰，降逆止呕，消痞散结之功。《医学启源》曰：“治寒痰及形寒冷伤肺而咳，大和胃气，除胃寒，进饮食。治太阴痰厥头痛，非此不能除。”《主治秘要》云：“燥胃湿，化痰，益脾胃气，消肿散结，除胸中痰涎。”陈皮，具理气健脾，燥湿化痰之效。《神农本草经》曰：“主胸中瘕热，逆气，利水谷，久服去臭，下气。”《本草纲目》曰：“疗呕哕反胃嘈杂，时吐清水，痰痞咳疟，大便闭塞，妇人乳痈。”“其治百病，总取其理气燥湿之功。同补药则补，同泻药则泻，同降药则降。”脾虚湿盛，水湿聚而成痰，半夏除燥湿化痰，还可消痞散结，善治痰浊阻滞之脾胃病，多用于治疗胃脘痞闷不舒、纳呆恶呕等症。陈皮因其辛行温通，又苦温而燥，长于调中焦气机，有理气止痛、健脾和中之效，治疗因寒湿所致气滞、呕呃最宜。葛琳仪认为，半夏与陈皮两药相合，燥湿与行气同行，陈皮理气向上而散，倍增半夏化痰湿之力；半夏行气是向下而行，尤善辅陈皮理气健脾之功。两药共奏燥湿化痰、健脾理气、和胃止呕之效，常用于脾胃不和、痰浊内蕴之胃脘胀满、恶心呕吐等。

（2）乌药、豆蔻——行气止痛、和胃止呕

乌药、豆蔻，作为葛琳仪经常使用的药对，在消化系疾病中运用广泛。乌药，辛、温，归脾、肺、肾、膀胱经，有行气止痛，温肾散寒之功。豆蔻，辛、温，归肺、脾、胃经，具化湿行气，温中止呕之效。脾虚湿盛，水湿聚而成痰，乌药辛开温通，善于疏通气机，能上入肺、脾，舒畅胸腹之气滞，故凡寒邪气滞引起的胸闷腹胀或胃腹疼痛等症，均可应用，常与豆蔻相须为用。消化道肿瘤术后患者肾气亏损，乌药又能下行肾与膀胱，能温肾散寒，治疗肾与膀胱虚寒所引起的小便频数、遗尿等。豆蔻气味芳香，辛温通散，功能化湿醒脾，兼能行气，长于治疗湿阻气滞。且豆蔻入肺经宣滞宽胸，入脾胃化湿行气，温中而能止呕，为中上二焦寒湿气滞之要药。葛琳仪认为，乌药与豆蔻两药相合，行气与化湿同行，两药共奏行气止痛、和胃止呕之效，常用于脾胃不和、湿浊内蕴之胃脘胀满、恶心呕吐等。

2. 情志郁结、肝失疏泄，治宜疏肝理气

《读医随笔·升降出入论》曰：“脾之主于动，是木气也。”《血证论》也曰：“木之性主于疏泄，食气入胃，全赖肝木之气以疏泄而水谷乃化。”可见肝与脾胃有着不可分割的密切联系。消化系统肿瘤患者多伴有情志不舒，肝失疏泄，木气不能条达，则“木郁乘土”，脾胃升降失司，气机壅阻。肝失疏泄导致肝脾不和、肝胃不和也是引起消化系统肿瘤及术后并发症的重要因素，葛琳仪十分重视“土得木而达”之义，临证顾护脾胃时，常加入柴胡、木香、枳壳、佛手、娑罗子、玫瑰花等疏肝理气之品，诸药相互搭配，共奏疏肝解郁、理气和胃之功。在接诊此类患者时葛琳仪还十分重视情志治疗，常常对其进行言语疏导，力求缓解患者焦虑、紧张等情绪。

常用药对：佛手、玫瑰花；木香、枳壳；黄芩、蒲公英。

（1）佛手、玫瑰花——行气与疏肝

佛手，具疏肝解郁，理气和中，燥湿化痰之功效。《本草便读》曰：“佛手，理气快膈，惟肝脾气滞者宜之。”《本草再新》曰：“治气舒肝，和胃化痰，破积，治噎嗝反胃，消癥瘕瘰疬。”玫瑰花，具疏肝解郁，活血止痛之功效。《本草正义》曰：“玫瑰花，香气最浓，清而不浊，和而不猛，柔肝醒胃，流气活血，宣通窒滞而绝无辛温刚燥之弊。”胃主受纳，为多气多血之腑，以气血调和为贵，而情志不遂，肝失疏泄，肝气横逆犯胃，则胃失和降。佛手善疏肝解郁、行气止痛，故脾胃气滞之脘腹痞满常用。玫瑰花芳香行气，味苦疏泄，可治肝郁犯胃之胸胁脘腹胀痛等症。佛手行气燥湿，玫瑰花解郁止痛。两药合用，增其疏肝解郁之效，兼顾理气燥湿，和血行血。故对肝胃不和之胸胁脘腹胀痛、食纳欠佳、痰痞，可予之，常与香附、郁金同用。

（2）木香、枳壳——理气与止痛

木香，善通行脾胃之滞气，具行气止痛，健脾消食之功效。入三焦和胆经，尚能疏肝利胆，治疗湿热郁蒸、气机阻滞之脘腹胀痛等。辛苦可泻大肠之滞气，善治湿热泻痢里急后重。《日华子本草》曰：“治心腹一切气，膀胱冷痛，呕逆反胃，霍乱泄泻痢疾，健脾消食，安胎。”《本草求真》曰：“木香，下气宽中，为三焦气分要药。然三焦又以中为要……中宽则上下皆通，是以号为三焦宣滞要剂。”枳壳，辛散苦降，善治胸膈心腹之疾，如胁肋胀痛、脘腹痞闷、腹痛、食欲不振等症。具行气开胸、宽中除胀、化痰除痞之功效。《本草纲目》曰："枳实、枳壳大抵其功皆能利气，气下则痰喘止，气行则痰满消，气通则痛刺止，气利则后重除。"六腑以通为用，以降为顺。木香辛苦温，善行气止痛，枳壳辛苦微寒，能化痰消痞，两药协同为用，标本兼顾，治疗中焦气滞，共奏行气宽中、和胃止痛之功。

（3）黄芩、蒲公英——通滞与清利

黄芩，具清热燥湿，泻火解毒，止血，安胎之功效。《神农本草经》曰："主诸热黄疸，肠澼利气，逐水，下血闭，恶疮疽蚀火疡。"蒲公英，具清热解毒，消肿散结，利尿通淋之功效。《本草备要》曰："专治痈肿、疔毒，亦为通淋妙品。"《本草衍义补遗》曰："化热毒，消恶肿结核，解食毒，散滞气。"葛琳仪认为，气滞或湿阻脾胃均易化热，应以"清"法为要。胃肠湿热内盛，湿热亦易阻滞气机，故治以通滞及清利。黄芩清热燥湿，长于清中上焦湿热，常用于治疗湿热阻遏气机而致胸闷呕恶、痞满、泻痢。蒲公英清利湿热，利尿通淋，消散滞气，尤善治湿热所致淋证、黄疸。蒲公英归胃经，故胃热炽盛之证可解。以上两味药物，黄芩杜生痰之源，源清流洁。蒲公英清热解毒、疏肝通滞。两药皆苦寒，共奏清热燥湿、和胃消痞之功。

3. 内生诸邪、郁滞不解，治宜豁痰化瘀

《景岳全书》引徐东皋言："脾胃为仓廪，所以纳谷，因脾弱不能营运，致血气失于滋养，故不周流，气道壅滞，中焦不能腐谷，遂停滞而为痰为饮。其变为寒为热，为喘为咳，为呕吐，为反胃，为肿满……为疼痛之类，不可尽状，是皆痰之变病，而其源则出脾湿不流，水谷津液停滞之所致也。"脾主运化水谷，行血荣肢，脾虚失司，则气滞血阻，饮食积滞，痰饮、湿浊内阻。《素问玄机原病式》曰："积饮留饮，积蓄而不散也。水得燥则消散，得湿则不消，以为积饮，土湿主病故也。”《血证论》则曰：“瘀血在经络脏腑之间，则结为瘕。瘕者或聚或散，气为血滞，则聚而成形；血随气散，则没而不见。”可见积聚癥瘕与痰饮湿浊、气滞血瘀这些病理产物密切相关。

肿瘤患者，脾失健运，气血不生，湿浊不化，气血津液停滞，加之手术创伤，脉络郁滞，易形成湿、痰、瘀等病理产物，进一步致病。消化系统肿瘤患者久病体虚，脾胃虚弱，运化、受纳、腐熟功能受损，营血不生，津液不行，气机不畅，导致湿聚为痰、血停成瘀，进一步加重疾病。葛琳仪认为，湿、痰、瘀等病理产物属内生之邪，既是原有疾病的病理产物，又是再次致病的病理因素，在临床中需引起重视；并强调“痰瘀同源”，倡导“痰瘀同治”。其燥湿化痰常选用苍术、厚朴、苏梗、白豆蔻、砂仁、炒白扁豆、旋覆花等，活血祛瘀常选用当归、川芎、丹参、桃仁、红花等。

常用药对：厚朴、苏梗——燥湿与理气。

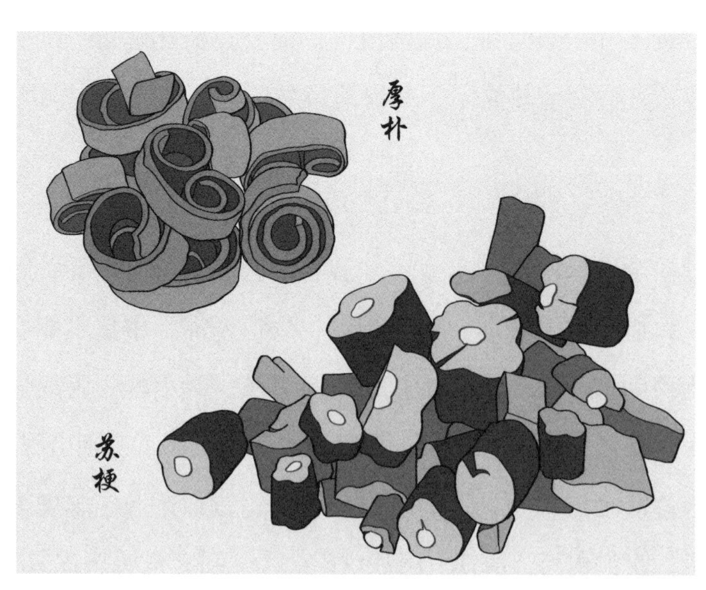

脾喜燥恶湿，湿气困脾，致脾阳不振，不能运化水谷精微。《素问·至真要大论》曰："土湿受邪，脾病生焉。"消化系统肿瘤术后患者脾胃运化、受纳、腐熟功能均不同程度受损，一旦湿浊为困，则更不利于气机升降，气机阻滞因湿浊中阻而更甚，两者常相互助长。故葛琳仪治疗脾胃病时常化湿与理气并重。

厚朴，苦、辛、性温，归脾、胃、大肠经，具行气消积，燥湿除满，降逆平喘之功效。苏梗，为紫苏之茎，辛、甘、微温，归肺、脾、胃经，具宽胸理气，顺气安胎之功效。《本草纲目》曰："行气宽中，消痰利咽，和血，温中，止痛，定喘，安胎。"紫苏叶轻入肺，能发散风寒、宣肺止咳，梗入脾胃，善行气宽中，和胃止呕，常用于治疗中焦气机郁滞之胸脘胀满、恶心呕吐。厚朴苦燥辛散，能燥湿，又下气除满，故可用于食积气滞，腹胀便秘，湿阻中焦，脘痞吐泻，痰壅气逆等；苏梗辛温芳香，疏利脾胃气滞。两药相伍，调理脾胃湿浊气滞，则使脾胃运化有权，水津四布，常用于治疗脾胃气滞、湿浊中阻之脘腹胀满疼痛等。

4. 验案举隅

林某，女，58岁。2017年9月16日因"结肠癌术后6月余"就诊。术后乏力明显，胃纳欠佳，食少腹胀，大便欠调，日行4～5次；伴情绪不佳，夜寐欠安；舌质淡白，苔薄腻，脉弦细。拟诊癌病术后（结肠癌个人史），辨证属脾胃虚弱证，治以益气健脾，方用六君子汤加减：太子参15g，炒白术12g，茯苓12g，陈皮9g，当归12g，生白芍12g，佛手9g，娑罗子12g，柴胡9g，木香6g，枳壳15g，黄芩9g，蒲公英15g，炒酸枣仁15g，夜交藤15g，珍珠母30g，龙齿30g，14剂，日1剂，水煎服。

二诊：患者大便较前好转，每日2～3次，质偏烂，胃纳增，腹胀缓，夜寐好转，乏力仍有；舌淡白，苔薄白，脉细。去当归、木香，加甘草 5g，炙黄芪 12g，升麻 9g，28 剂，日 1 剂，水煎服。

三诊：大便每日 2 次，成形，乏力好转，精神可，纳寐佳；舌质淡红，苔薄腻，脉弦。予六君子汤善后调养半月，随访半年无复发。

【按】患者为老年女性，精气虚衰，情志不畅，癌病耗伤正气，经手术峻攻之法后气血津液耗损，脾胃虚弱，升降失调，运化失和，故症见乏力、纳差、食少腹胀等。脾胃为后天之本，故拟健脾和中、理气和胃，方选六君子汤加减。方中太子参、茯苓、炒白术健脾益气，调补后天之本；佛手、娑罗子、陈皮理气和胃，柴胡、木香、枳壳疏肝理气，脾胃功能协调，必赖肝气条达；生白芍柔肝养阴，当归活血化瘀；炒枣仁、夜交藤、珍珠母、龙齿养心安神。诸药合用，健脾和胃、调畅气机，使正气来复。二诊诸症好转，大便偏烂，故去当归，增炙黄芪、甘草、升麻温中补气、升阳止泻。三诊清气升，中气复，以六君子调养收功复命。

七、便　秘

便秘是以排便困难、排便次数减少或排便不尽感等为主要临床表现的一种功能性胃肠病。慢性便秘的患病率为 5% ~ 15%，且随着人们饮食结构改变、生活节奏加快、社会心理因素的影响呈上升趋势。其确切病因未明，原发因素有盆底肌协调障碍、腹肌无力、肛门内括约肌功能障碍等；继发因素有心理、个人行为、饮食、运动等。发病机制复杂，目前认为可能与肠神经系统病变、Cajal 间质细胞分布与功能异常、激素神经递质异常、胃肠动力障碍等有关。现代医学常用泻剂、促动力药、微生态制剂、结肠水疗、生物反馈甚至手术等治疗。本病也属于中医“便秘病”范畴，还有“脾约”“大便难”等病名。病因主要有饮食不节、情志失调、久坐少动、劳倦过度、年老体虚、病后产后、药物等；病位在大肠，与肺脾（胃）肝肾诸脏腑功能失调相关；基本病机为大肠通降不利，传导失司。

葛琳仪认为便秘首当分清虚实寒热，虚证为气虚、阳虚、血虚、阴虚，实证有热结、气郁、寒结。其病机不外乎腑气不通和肠道失润两端。因此，葛琳仪特别重视气机的调畅与津液的充足，气机的调畅有赖于脾胃的升清降浊、肺的肃降和肝的疏泄功能，津液的充足有赖于肺阴、胃阴、肾阴的充盈，治疗以调气与滋阴为大法。

1. 阴液亏虚，治以增液行舟

"大肠主津"，大肠传化糟粕的作用能否正常发挥，是以肠道润滑为前提的。津液的充足有赖于肺阴、胃阴、肾阴的充盈，尤以肾阴最为重要。肾阴主全身之阴，对身体各个脏腑组织器官具有滋养、濡润的作用，与肺阴、胃阴共同滋润肠道，水渠充盈，大肠不燥，大便通畅。五行之中，金为肺，水为肾，金能生水，水能润金，故肺肾的关系称为金水相生。肺为上，肾在下，肺阴充足，下输于肾，使肾阴充盈。《医医偶录》曰："肺气之衰旺，全恃肾水充足，不使虚火炼金，则长保清宁之体。"肾阴充足，上运于肺，也可保证肺阴充盈。

《医宗必读·大便不通》提及："更有老年津液干枯，妇人产后亡血，及发汗利小便，病后血气未复，皆能秘结。"素体阴亏，津液不足；或产后病后，阴液亏虚；或夺汗失血，阴血大亏；或年高体弱，津液缺失；或过食辛香燥热之物，损耗阴液，均可导致阴液亏虚，津液不足。阴亏则肠腑失润，津少则大便干结，坚硬难下，而成便秘。葛琳仪常以六味地黄汤为底方加减，或增黄精、桑葚、女贞子、墨旱莲等滋肾阴；或加玉竹、沙参、石斛补胃阴；或配百合、麦冬等充肺阴。

2. 气机郁滞，治以理气通腑

脾气升清，胃气降浊，相辅相成。脾胃为气机升降之关键，脾升则肝气升，胃降则肺气降。脾胃升降有序，则维持肠道通利。“土得木而达”，肝气条达，肝脾调和，肠道气机通畅，大便得以下行。“肺与大肠相表里”，肺气肃降，则大肠传导通利，糟粕下行。反之，脾胃气滞，或肝气郁结，肺气不降，气机不利，都会导致肠腑郁结，通降失常。传导不利，舟楫难行，则会出现便秘、腹胀等症状。六腑以通为用，以降为顺。葛琳仪常以厚朴、苏梗等理脾胃气滞；柴胡、香附等疏肝木郁结；瓜蒌仁、杏仁等肃降肺气，调脾胃肝肺之气，以达通降肠腑之目的。

3. 阳气不足，治以温阳健脾

《景岳全书·秘结》有云：“凡下焦阳虚，则阳气不行，阳气不行则不能传送，而阴凝于下，此阳虚而阴结也。”凡劳倦疲乏、素体不足、年老多病、产后久病、过食生冷、寒药克伐等均可伤及阳气，阳气虚弱则大肠传导无力，寒积内结，而为便秘。脾胃虚弱，水谷精微物质无以运化，气虚无力推动糟粕，壅滞胃肠，滞而不通，大便难行。脾胃为后天之本，《妇人大全良方》曰：“目得之而能视，耳得之而能听，手得之而能握，足得之而能步，脏得之而能液，腑得之而能气。”脾胃对人体五脏六腑的功能调节至关重要，脾胃一旦损伤，其他脏腑必受其影响，故葛琳仪常以香砂六君子佐以乌药、豆蔻等调治。

4. 用药经验

（1）生地黄、山茱萸、山药

生地黄性寒味甘，属于心肝肾经，其功效为清热凉血，养阴生津。

《雷公炮制药性解》曰："生地黄总是凉血之剂，故入四经以清诸热。老人津枯便结，妇人崩漏，及产后血攻心者，尤为要药。"《药鉴》云："女人崩中血不止，产后血上攻心，胎动下血，老人津液枯绝，大肠燥结不润者，皆当用之。"古籍中均有生地黄治疗津液亏虚、大便燥结的记载。

山茱萸味酸涩性微温，属于肝肾经，其功效为补益肝肾、收涩固脱。山药味甘性平，属于肺脾肾经，其功效为健脾补肺，固肾益精。山茱萸、山药均是补益阴津之要药，配伍生地黄，组成六味地黄丸中的"三补"，以补肾中之水，增水行舟，水道通利，肠腑通畅。沈超男等在其研究中发现，六味地黄汤联合穴位注射治疗阴虚型慢性功能性便秘疗效满意，与常规中成药麻仁软胶囊口服相比，能更好地改善患者的临床症状、降低复发率。

葛琳仪喜用六味地黄汤治疗阴虚便秘，通常改熟地为生地，生地黄、山茱萸、山药为"三补"，牡丹皮、赤芍、茯苓为"三泻"，选用生地黄而非熟地黄，取生地黄凉润之性以达补益肾阴之功效。山茱萸、山药为臣，以助君药生地黄补阴，三药合用，互为作用，补益肺、脾、肾之阴，阴液充足，润养传导之官，传化糟粕。

（2）枸杞子与玉竹

枸杞子味甘，性平，归肝、肾经，具有滋肾润肺，补肝明目的作用。《玉楸药解》云："枸杞子苦寒之性，滋润肾肝，寒泻脾胃，土燥便坚者宜之。"《名医别录》曰："主治风湿，下胸胁气，客热头痛，补内伤，大劳、嘘吸，坚骨，强阴，利大小肠。"枸杞子既可滋补肝肾，又可通利肠道。

玉竹味甘，性平，具有养阴润燥，生津止渴之功效。葛琳仪用此药治疗便秘常与枸杞子配伍，养阴生津，润燥通便。把干燥的肠道比作枯竭的田地，枸杞子、玉竹等滋阴润燥的药物犹如河流水道，灌注到枯地里，田地得以滋养，田中的糟粕可以跟着水道流出。

葛琳仪常用枸杞子和玉竹养阴润燥生津，玉竹虽为养阴之品，然无滋腻之性，故补阴而不恋邪。枸杞子为平补肝肾之药，亦无滋腻碍脾之弊端。葛琳仪根据肠道水润的特点，选用滋润之药，而非滋腻之药，防其阻碍脾胃运化，影响肠道传化，进而进一步加重便秘症状。

（3）牛蒡子、决明子、肉苁蓉

牛蒡子始见于《名医别录》，味苦辛性寒，属于肺胃经，具有疏散风热，利咽透疹，解毒消肿的作用。凡草木之实，性多善降，能通大便，如决明子、莱菔子、紫苏子、牵牛子、杏仁之属，历代医家多用这些药物治疗便秘的患者。对于牛蒡子这一味，考诸家本草，或谓“脾虚便溏者慎用”，独未明言其通便之功，唯张锡纯于“燮理汤”中以牛蒡子治痢，并谓“牛蒡能通大便”。盖牛蒡子长于宣散，又能滑利下行，《药品化义》谓其“能升能降”，诚非虚言。肺有宣发与肃降的功能，清气得升，浊气得降，升降出入有序，肺与大肠相表里，大肠浊气得降有赖于肺宣发肃降之功能正常。肺失宣肃，肠腑不畅，大便难行，肠腑不畅又反作用于肺，使得肺气失于肃降，故通便先治于肺。牛蒡子入于肺、胃经，长于宣肺气，通腑气，正有“提壶揭盖”之妙。

决明子性寒味甘苦，属于肝、大肠经，功效为清肝明目，润肠通便。《中华本草》云：“清肝益肾，明目，利水通便。主治目赤肿痛、羞明泪多、青盲、雀目、头痛头晕、视物昏暗、肝硬化腹水、小便不利、习惯性便秘。外治肿毒、癣疾。”现代研究表明，决明子中蒽醌类成分是调节肠道功能的主要活性成分，并且多糖和纤维素具有一定的润肠通便作用。

肉苁蓉味甘咸，性温，具有益精血，润肠道之功效。《神农本草经》言：“主五劳七伤，补中，除茎中寒热痛，养五脏，强阴，益精气，妇人癥瘕。”《本草经疏》曰：“白酒煮烂顿食，治老人便燥闭结。”肉苁蓉多用于老年便秘患者，其患者大多脾肾亏虚，肾精亏耗而肠津涩少，乃至糟粕郁结。王亨飞等展开的临床研究提出，肉苁蓉可以改善老年便秘患者的排便质量，缩短排便时间，而且随着肉苁蓉剂量的增加出现令人满意的疗效。高云佳等研究证明，肉苁蓉可以增加便秘大鼠结肠的收缩，提高肠道收缩力，调节胃肠激素水平，但对结肠运动的快慢影响较小。

（4）生白术与炙黄芪

白术始见于《神农本草经》，味甘苦性温，属于脾胃经。具有益气健脾，燥湿利水，止汗，安胎的作用，为“补气健脾第一要药”。《本草崇原》有云：“白术气味甘温，质多脂液，乃调和脾土之药也……白术作煎饵，则燥而能润，温而能和。”《本草通玄》言：“补脾胃之药，更无出其右者，土旺则清气若升，而精微上逢；浊气苦降，而糟粕下输。”《本经逢原》曰：“白术甘温味厚，阳中之阴，可升可降，入脾胃二经……补脾胃药以之为君，脾土旺则清气升而精微上，浊气降而糟粕输。”白术有生用和炒用之分，葛琳仪认为生白术长于通便，炒白术长于健脾止泻，因新鲜白术富含油性汁液，但炒用之后改变其性。葛琳仪还认为生白术用于通便药量宜大，则通便效果好；反之，则通便未有明显效果。

黄芪有补气健脾，升阳提气的功效，便秘的老年患者脾胃阳气不足，气机不利，腑气不通，大便难下。黄芪能促进肠道蠕动，与生白术相使为用，又可增其补气之效。现代研究表明：黄芪具有促进机体新陈代谢、抗疲劳以及抗菌等作用，亦能加强小肠的运动和平滑肌紧张度。因此，临床上也常用蜜黄芪治疗老年性便秘。张虎等人的实验研究表明，黄芪单煎组对小鼠胃排空、小肠推进都具有促进作用，提示黄芪对胃肠平滑肌的作用可能与胃肠所处的机能状态有关。

5. 验案举隅

于某，男，68 岁。2019 年 11 月 9 日因“大便干结 6 月余”就诊。大便秘结，3 ~ 4 日一行，无腹胀腹痛；伴脚心、肛门灼热，汗出明显，行走不稳；舌红苔薄白，脉缓。6 个月前，有前列腺增生手术史。拟诊便秘（胃肠功能紊乱），辨证属肺肾阴虚，治以清补，方用六味地黄汤加减：生地黄 15g，山茱萸 12g，怀山药 15g，茯苓 15g，泽泻 15g，牡丹皮 15g，枸杞子 15g，玉竹 15g，首乌藤 15g，牛蒡子 10g，肉苁蓉 15g，地骨皮 15g，白薇 12g，煅牡蛎 30g，穞豆衣 15g，瘪桃干 15g，羊乳参 15g，陈皮 9g，7 剂，日 1 剂，水煎服。

二诊：大便较前好转，1 ~ 2 日一行，出汗已愈，仍有自觉发热症状；舌红苔薄白，脉缓。原方去白薇、煅牡蛎、瘪桃干，改牛蒡子 15g，加决明子 9g。嘱多食用蔬菜水果等濡润的食物，适当增加活动，保持大便的规律和通畅。

【按】患者原本大便正常，前列腺增生手术后开始大便不规律，并逐渐严重。考虑患者年高，手术伤津耗液，肠腑津液亏虚，滋润不足，加之术后缺乏运动以致肠腑蠕动功能减弱，排便习惯改变，遂成便秘之症。患者便秘兼多汗，结合舌脉，辨为肺肾两虚、阴虚内热之证，治当补益肺肾、滋阴清热，故以六味地黄汤为主方，辅以枸杞子、玉竹等补肾阴之品，进一步滋补肾阴，益水行舟，增以牛蒡子、肉苁蓉润肠通便，佐地骨皮、白薇清虚热；煅牡蛎、穞豆衣、瘪桃干敛阴止汗，解决自觉发热、出汗等症状；首乌藤养血祛风通络，羊乳参养阴益气，陈皮健脾，理气推动药物发挥作用。葛琳仪经验，凡虚秘非阳虚明显者，皆可投以六味地黄汤加减，如便难而质不干硬者，可辅以健脾益气药（炙黄芪、生白术）；同时指出，便秘大多为功能性疾病，最好通过饮食、运动、腹部按摩等方式缓解，并养成按时排便的习惯，尽量不要依赖药物治疗。尤其是长期便秘的老年患者，如需药力辅之，多用肉苁蓉、牛蒡子、决明子等润肠通便之药，少用或不用大黄、番泻叶等攻下之品，以防损伤正气，或导致药物依赖。

第四章

诊治常见脾胃疾病验方及医案

◎

脾胃病是指在多病因作用下，脏腑功能失调，导致脾胃系脏和腑为病的一类内科病症，是中医内科病症的重要组成部分。脾胃病的发生与外感六淫、内伤七情、饮食不节、劳逸无度、禀赋薄弱等密切相关，在不同病因的影响下，导致脾胃虚弱、阴阳不和、气血壅滞或津液失常等而起病。常见的脾胃病症有十余种，如胃痛、痞满、嘈杂、呕吐、呃逆、反胃、噎膈、腹痛、泄泻、痢疾、便秘等。葛琳仪以擅治胃痛、痞满、腹痛、泄泻、便秘等脾胃病而著称。

《素问》言："五味入口，藏于胃，脾为之行其精气。"人以水谷为本，脾胃为水谷之海，故脾胃为后天之本，气血生化之源。脾主运化，包含运化水谷和水液两方面，而运化功能又主要依赖脾气的升清和脾阳的温煦作用。胃主受纳，则主要依靠胃气的和降与胃阴的濡润作用。葛琳仪还强调，脾胃以燥湿相济，脾喜燥恶湿，胃喜润恶燥；二者一阴一阳，一升一降，一寒一热，一燥一湿，相反相成，协调为用，则升降为枢，纳运致用。若脾胃功能失常，脾不升清，胃不降浊，清气在下，浊气在上，则产生气滞、水湿、痰饮等病理产物而为病。在治疗方面，葛琳仪推崇叶天士《临证指南医案》所言："太阴湿土，得阳始运；阳明燥土，得阴自安，以脾喜刚燥，胃喜柔润也，仲景急下存阴，其治在胃；东垣大升阳气，其治在脾。"指出脾胃当分而治之，不可总论，脾宜升则健，胃宜降则和。脾土己阴，胃土戊阳，脏藏腑通，其体用有殊，若脾阳不足而胃兼寒湿，脏腑皆从温燥升运之法；若脾不足而胃有燥，则当遵养阴之则。为此，葛琳仪临证中擅调脾胃阴阳，若脾为病，当立法于甘温升提、健脾益气以化湿；若胃为病，则立足于甘润通降，和胃养阴以润燥。并强调脾胃虽有分治，但应顺于升降润燥之性，权宜而施，其中升降二字尤为紧要。

葛琳仪指出，脾贵在运，胃贵于和，饮食用药皆宜从清养之道；临证中善以和为法度，遣方用药精准轻灵，多选甘寒、清柔、平和、灵动之品醒脾悦胃。四两拨千斤，以常方治大病，收效甚佳。其常用代表方剂有四君子汤、补中益气汤，以甘温和缓之品、君子中和之力，轻补脾胃，清升阳气，健运饮食水谷以从脾胃之性，在脾胃虚弱主症或兼症中均广泛运用。对气虚脾胃湿盛者，则常以参苓白术散或平胃散运脾化湿，行气和中，脾健气行，水道通利则邪有出路，水湿自退。对气逆痰阻之胃痞、呃逆、呕吐等症，常选用旋覆代赭汤、半夏厚朴汤以下气化痰，从气论治。对脾胃不和，寒热错杂，胃痞或呕或下利者，常以半夏泻心汤辛开苦降，调阳和阴。对吞酸嘈杂之症，则常配入乌贝散或左金丸，据虚实寒热侧重不同调整黄连、吴茱萸剂量比例，药简而效捷。若有湿热实证之泻痢或腹痛，则常用香连丸或白头翁汤。对风木致病，肝气郁结致脾胃失调者，则常用柴胡疏肝散疏肝解郁为主以治本，或配伍健脾消食之药，使胃纳渐增，生化之源得充。此外，葛琳仪遵“百病皆生于气”之旨，创立了治病以调“气”为核心的治疗原则，并自拟平气汤，具有疏肝理气，健脾燥湿的作用。全方以调“气”为核心，疏肝理气，健脾行气，和中补气，行气而不耗气，补气而不滞气，在葛琳仪临证脾胃系乃至他系各病案中均有广泛应用。

一、胃 痛

病案一

仇某，女，50岁。2017年7月24日因“胃脘隐痛半年”就诊。无明显诱因反复胃脘隐痛，绵绵不休，空腹明显，进食稍缓，胃纳不多，无明显嗳气反酸；平素有乏力肢楚，腰酸不适，夜寐欠佳，眠浅多梦，大便尚可，1~2日一行；舌淡红，苔薄白，脉细软。电子胃镜提示慢性非萎缩性胃炎，十二指肠球部溃疡。腹部超声提示脂肪肝；胆囊多发性息肉（最大者径0.8cm）；胆结石。有左肾肿瘤楔形手术史。拟诊胃痛（1.慢性胃炎；2.十二指肠溃疡），辨证属脾肾不足，气血亏虚证，治拟益气养血，方用八珍汤加减：党参15g，茯苓15g，炒白术15g，炙甘草6g，熟地黄15g，当归12g，川芎12g，生白芍12g，佛手9g，玫瑰花6g，乌药15g，炒酸枣仁15g，夜交藤15g，柏子仁9g，黄芩9g，蒲公英15g，陈皮9g，7剂，日1剂，水煎服。

二诊：诉前药后胃脘疼痛、睡眠不佳较前好转即自行停药，现痛症复起，夜寐梦扰，肢楚乏力不减；舌淡红，苔白，脉细软，拟原意。加珍珠母30g，续14剂，日1剂，水煎服。

三诊：胃脘稍舒，偶有打嗝；夜眠多梦易醒，有心烦，腰膂酸，晨起左眼目窠浮肿明显，昼日哈欠，喜太息，肢楚乏力，大便青黑易散；舌淡红，苔薄白，脉沉细。辨证属脾肾两虚、虚火上炎证，治拟健中益气，潜阳入阴，方用四君子汤合酸枣仁汤加减：茯苓12g，炒白术15g，炒白芍12g，党参15g，龙齿30g，珍珠母30g，夜交藤12g，柏子仁12g，炒酸枣仁12g，陈皮9g，半夏9g，枳壳15g，木香6g，乌药12g，佛手9g，玫瑰花6g，14剂，日1剂，水煎服。

四诊：胃脘无明显不适，夜寐易醒显减，力气有增，腰酸之症间断时有；舌淡红，苔薄黄，脉细濡。后续按腰酸从肾论治以固本。随访数月无复发。

【按】患者先有肾瘤为祸，后因外术受戕，元气受损，精气不足，以致常年有腰膂酸痛、目窠浮肿、肢楚乏力之症。《医门棒喝》云："脾胃之能生化者，实由肾中元阳之鼓舞。"脾肾二者乃先后天互资互助。肾病在前，故有脾胃虚证随至。脾虚运化失司，气血生化无权，不荣则痛；血不养心奉肢，则乏力、梦扰之症愈显。其病之根源在肾，《景岳全书》言："凡先天之不足者，但得后天培养之力，则补天之功，亦可居其强半。"故葛琳仪善从东垣脾胃之道，从元气脾胃而论之，亦认为"先身生之精气也，非胃气不能滋之"。本案脾肾共病，故先以八珍汤主之，健脾益气，补血和血；陈皮、佛手、玫瑰醒脾助运，乌药顺气散寒从脾以贯肾，佐黄芩、蒲公英以制燥热，炒酸枣仁、夜交藤、柏子仁养心安神。此经年累月之痼疾，非一剂可安终生。故二诊以收效之原方续治，夜寐梦扰，再增珍珠母一味以安神魂。此物入心经，"涉神志病者，非此不可"。三诊脾胃之气未复，而恐有阴火乘其土位之嫌。故易四君子汤合酸枣仁汤为治，并兼重镇之品，如此既补中虚之气，又潜阳入阴以安妄动之火，使脾胃生机有复，心神有固，命门真火亦得潜藏。四诊心脾皆安，唯肾本难固，徐徐图之。

病案二

缪某，男，32岁。2021年3月1日因"反复胃脘疼痛半年，再发3天"就诊。因情志郁扰，反复胃脘疼痛，上腹胀满不适，胃中灼热明显，嗳气时作，偶口酸，纳食一般，无口渴；晨起牙龈出血，大便不成形，一日2次，黏腻不尽，夜寐尚安，平素工作压力大；舌偏红，苔薄白，脉弦滑。拟诊胃痛（慢性胃炎），辨证属肝胃不和、气滞湿阻证，治拟疏肝和胃、理气化湿，自拟胃痛方：厚朴15g，紫苏梗15g，白芍15g，佛手9g，娑罗子12g，玫瑰花6g，黄芩9g，黄连3g，蒲公英 30g，木香 6g，枳壳 15g，乌药 15g，豆蔻 6g，海螵蛸 9g，浙贝母 9g，煅瓦楞子 30g，炒白扁豆 15g，六神曲 30g，白茅根 30g，淡竹叶 12g，7 剂，日 1 剂，水煎服。嘱劳逸有度，调畅情志。

二诊：烧心、反酸已和，胃痛脘痞仍作，情志欠畅，纳寐如前，大便偏稀；舌淡红，苔薄白，脉弦滑。守方 14 剂，日 1 剂，水煎服。

三诊：胃痛有缓，发作频次较前减少，嗳气腹胀不显，不知饥，小便稍多，余症皆安；舌淡红，苔薄，脉弦滑。前方去淡竹叶、白茅根、浙贝母、煅瓦楞子，蒲公英减量为 15g，加党参 15g，茯苓 15g，炒白术 12g，炒鸡内金 9g，7 剂，日 1 剂，水煎服。

四诊：胃脘得安，余无不适。

【按】患者年壮，夙夜匪懈，心郁郁之忧思，故病当责之于肝。情怀不悦，肝气郁结，横逆犯胃，肝胃不和，气机紊乱，故出现胃痛、脘胀之症。气机失调，运化饮食水谷之功能失常，饮食积滞，水湿困阻，则脾胃之病愈甚。诸浊邪留中碍行，则痛胀愈显、纳食不香；逆上则嗳气、口酸；注下而为泻。故当以疏肝和胃、理气化湿为法。葛琳仪自拟胃痛方，以佛手、玫瑰花、娑罗子、枳壳、木香、厚朴、紫苏梗疏肝气、理脾气，行气以止痛；白芍柔筋和络；白扁豆、六神曲健脾化湿；乌药、豆蔻、黄芩、蒲公英寒温并施，行气化湿，直达病所而无寒热过伤之虞。本案患者气滞湿阻日久，郁而为热，有烧心、齿衄出血、舌红脉弦之热象脉症，当兼顾清利，故增乌贝散（海螵蛸、浙贝母）合煅瓦楞子。此配伍辛散敛合之性并具，清胃制酸止痛而无伤脾胃之苦，最适肝胃不和所致的脘腹疼痛、泛吐酸水之症。白茅根、淡竹叶引火下行，利小便以实大便，尚辅乌贝散止血敛溃。二诊方药收效，证候病机未变，守方续治。三诊湿与热尽，脾胃虚弱，故去清利之品，入四君子补中益气以顾护脾胃。

二、嘈 杂

病案一

吴某，女，48 岁。2015 年 3 月 10 日因“中脘嘈杂 1 年余”就诊。无明显诱因中脘嘈杂空虚，得食稍安，旋即复起；伴胀痛时有，吞酸常作，纳食一般，稍嗳气，无烧心，无口干多饮，大便调畅，夜寐尚安；舌淡红，苔薄腻，脉细滑。拟诊嘈杂（慢性胃炎），辨证属脾胃虚弱、气滞湿阻证，治拟健脾和胃，理气化湿，方用参苓白术散合芍药甘草汤加减：太子参 15g，炒白术 9g，炒薏苡仁 15g，生白芍 15g，炒川楝子 15g，厚朴 15g，紫苏梗 9g，佩兰 9g，佛手 9g，枳壳 15g，浙贝母 9g，海螵蛸 9g，黄芩 9g，木香 6g，陈皮 6g，14 剂，日 1 剂，水煎服。同时嘱规律饮食。

二诊：嘈杂已消，仍感胃脘不适，时泛酸作胀，嗳气则舒；舌淡红，苔根腻，质偏紫，脉细滑。去太子参，加苍术 9g，乌药 9g，娑罗子 15g，豆蔻 3g，7 剂，日 1 剂，水煎服。

三诊：胃脘得安，诸症随平。

【按】《景岳全书》曰：“嘈杂一证，或作或止，其为病也，则腹中空空，若无一物……莫可名状，或得食而暂止，或食已而复嘈，或兼恶心，而渐见胃脘作痛。”该病常和胃痛、吞酸并见。本案患者脾胃虚弱，运化失权，又兼寒湿内阻，故见脘胀嘈杂，吞酸时作，苔腻脉细滑之象；属本虚标实之证，治当健脾和胃，理气化湿，方用参苓白术散合芍药甘草汤。方中太子参、炒白术、炒薏苡仁健脾益气以补虚；再加白芍取芍药甘草汤之意以缓急止痛；脾胃病之，气机升降之枢纽失常，水湿不运，故以轻灵活泼之厚朴、紫苏梗、佛手、枳壳、陈皮等理气安中，木香、佩兰芳香化湿，川楝子治胃脘气郁之疼，木能疏土也。配浙贝母、海螵蛸则制酸和胃减吞酸之症，佐黄芩以制理气化湿诸药之温燥，又防伏热以坚阴。二诊嘈杂已瘥，脘胀泛酸仍作，苔根腻，考虑正气有复、寒湿未尽，故去太子参，加苍术、乌药、娑罗子、豆蔻以增温中行气化湿之力。邪去正安，故三诊乃愈。

病案二

宋某，男，40 岁。2017 年 12 月 18 日因“脘腹嘈杂不适 2 月余”就诊。因饮食不节出现中脘嘈杂，得食胃痞；伴口苦且干，胸闷泛恶，大腑不实，大便日二行，无黏液脓血便，腹痛欲便，便前腹痛，便后痛减，受寒热易作或加重，纳、寐一般；舌淡红，苔薄白腻，脉细滑。电子胃镜提示浅表性胃炎伴糜烂。病理诊断为胃窦浅表黏膜慢性炎（活动性），幽门螺杆菌阳性。电子肠镜提示慢性结肠炎。拟诊嘈杂（慢性胃炎），腹痛（结肠炎），辨证属痰湿阻滞证，治拟理气化痰，方用二陈汤加减：姜半夏 9g，陈皮 9g，炒莱菔子 15g，茯苓 15g，炒薏苡仁 15g，佩兰 9g，草果 9g，乌药 9g，豆蔻 9g，厚朴 9g，苏梗 9g，广木香 9g，枳壳 9g，鸡内金 15g，马齿苋 15g，北秦皮 9g，黄连 3g，白头翁 15g，7 剂，日 1 剂，水煎服。

二诊：嘈杂渐消，胃痞舒缓，纳食有增，大便每日 1 ~ 2 次，不成形，便前时腹痛；舌淡红，苔薄白，脉缓。去苏梗、佩兰、草果、鸡内金、莱菔子；加蒲公英 15g，黄芩 9g，娑罗子 9g，佛手 9g，生白芍 15g，炒防风 10g，羌活 9g，14 剂，日 1 剂，水煎服。

三诊：药后大便成形，每日 1 ~ 2 次，偶有腹痛，稍反酸；舌红，苔薄黄腻。守上方继续治疗 14 天乃愈。

【按】《医学正传》言：“夫嘈杂之为证也，似饥不饥，似痛不痛，而有懊憹不自宁之状者是也。”证候论述如此，然并非虚证，其有虚实真伪者，病位在胃。观此脉证，患者嘈杂得食而痞，口干苦，腹痛腹泻，苔腻脉滑，知乃实证之案。皇甫中《明医指掌》说：嘈杂

“有食郁作热者……有因湿痰者……有因气郁者”。综患之各症，可判为痰嘈。《丹溪心法》言：“嘈杂，是痰因火动，治痰为先。”《证治汇补》亦云：“蓄积痰饮，滞于中宫，故为嘈杂。”故其治以二陈汤为基础方，方中二陈既能燥湿化痰，又能理气和胃，佐以茯苓、莱菔子、薏苡仁健脾渗湿，以助化痰之力，杜绝生痰之源。“善治痰者，不治痰而治气，气顺则一身之津液亦随气而顺矣”，故葛琳仪配入厚朴、紫苏梗、广木香、枳壳等一众理气之药，也体现了治痰先理气，气顺则痰消之意。佩兰、草果、乌药、豆蔻则以轻灵之性，芳香化湿行气醒脾。调气先行，再入马齿苋、北秦皮、黄连、白头翁清热燥湿以止下焦泻利。二诊各症均减，究嘈之根本，“皆由肝气不舒，木挟相火乘其脾胃，则谷之精微不行，浊液攒聚，为痰为饮，其痰亦从木气化酸，肝木摇动中土，故中土扰扰不宁”。故减化湿健脾之品，加娑罗子、佛手、白芍以增疏肝和脾之力以治本，并以风药胜湿止泻。

三、吐　酸

病案一

陈某，男，37岁。2017年12月11日因“反复反酸4年余”就诊。反酸反复发作，餐后明显；伴嗳气，自觉胃脘、胸骨后及背心灼热疼痛，晨起吐漱见血丝，偶有咳嗽，口苦且干，但不耐寒凉，大便日两行，质黏时泻；舌淡，苔稍白腻，脉细。拟诊吐酸（胃食管反流病），辨证属脾胃不和、寒热错杂证，治拟平调寒热，理气止痛，方用半夏泻心汤加减：姜半夏9g，黄芩9g，厚朴9g，乌药15g，紫苏梗9g，陈皮9g，海螵蛸9g，浙贝母9g，煅瓦楞子9g，蒲公英15g，生白芍15g，佛手9g，娑罗子15g，前胡9g，桔梗9g，藏青果9g，藕节12g，蒲黄炭9g，7剂，日1剂，水煎服。

二诊：药后诸症有缓；舌淡，苔薄白，脉细。效不更方，14剂，日1剂，水煎服。

三诊：反酸嗳气显减，胃脘灼烧好转，胸部及后背仍有灼烧感，大便日一次，量少，余可；舌淡，苔薄白，脉细。原方去前胡、桔梗、藏青果、藕节、蒲黄炭，加延胡索9g，豆蔻6g，枳壳15g，木香9g，14剂，日1剂，水煎服。

四诊：诸症渐愈，上方巩固7剂乃安。

【按】本案患者素嗜烟酒，二者湿中发热，助生湿热之体。湿热困阻脾胃，中焦斡旋失司，则脾胃为之病，故现反酸胃痛诸症；草木生火致燥，伤津灼络，故口苦口干、吐漱血丝；湿性重浊，黏滞难去，日久伤阳，以致寒热错杂。治当平调寒热以祛邪，理气止痛以安中，方用半夏泻心汤化裁。半夏、黄芩、蒲公英、乌药清胃热而温脾寒，病在中焦，合厚朴、苏梗又有半夏厚朴汤之意，辛苦同用，辛以行气，苦以燥湿降逆；白芍缓急和中，“安脾经，治腹痛，收胃气，止泻利”；陈皮、佛手、娑罗子以轻灵之力增强理气燥湿之功，行气而不耗气。“胃气者，肺之母气也”，此案母病及子，另取桔梗、前胡、藏青果相合宣肺止咳、清热利咽以同治。海螵蛸、浙贝母、煅瓦楞子制酸和胃，藕节、蒲黄炭清热止血，取对症治疗之效。二诊证候病机未变，效不更方。三诊症去泰半，咳嗽、血证得瘥，热势渐收，脾胃气机未复，故去宣肺化痰、清热止血诸药，加延胡索、豆蔻、枳壳、木香行气和血、醒脾悦胃以开胃增纳。

病案二

莫某，女，40岁。2021年3月22日因“反酸1月”就诊。患者饮食不节口中泛酸，食用甜食或豆浆后加重，晨起口苦；伴嗳气，偶有胸闷，不欲饮，腹部胀痛，肠鸣辘辘有声，大便不成形，寐不佳；

舌淡红，苔腻偏黄，脉弦滑。电子胃镜提示慢性非萎缩性胃炎。拟诊吐酸（慢性胃炎），辨证属胆胃不和，痰火上扰证，治拟和胃利胆，理气化痰，方用黄连温胆汤合乌贝散加减：炒竹茹 12g，半夏 9g，陈皮 9g，黄连 6g，黄芩 9g，蒲公英 15g，枳壳 15g，柴胡 9g，郁金 9g，香附 9g，厚朴 15g，紫苏梗 12g，生白芍 15g，乌药 15g，豆蔻 6g，海螵蛸 9g，浙贝母 9g，珍珠母 30g，紫贝齿 30g，7 剂，日 1 剂，水煎服。

二诊：口酸口苦减轻，大便不成形，夜寐安；舌淡红，苔薄白，脉弦滑。守方 14 剂，日 1 剂，水煎服。

三诊：前症大减，唯纳呆；舌脉同前。原方去海螵蛸、浙贝母、珍珠母、紫贝齿，加佛手 9g，娑罗子 12g，玫瑰花 6g，炒白扁豆 15g，六神曲 15g，21 剂，日 1 剂，水煎服。

四诊：诸症皆平。

【按】《杂病源流犀烛》曰："口者，脾之窍也，能知五谷之味。又诸经皆会于口，病则口中之味随各经而异。"口中津液通于五脏，脏气偏胜，则有味应之于口。吐酸之症，病应在胃，然又兼口苦一症，则以内热实者多见，偏于肝胆。综余嗳气胸闷、腹痛肠鸣、苔黄腻、脉弦滑之象，此肝气失疏，胆胃不和，痰气与湿热交阻不疑。故以黄连温胆汤合乌贝散出入化裁，方中半夏降逆和胃，燥湿化痰；枳壳行气消痰，竹茹清热化痰，三者兼可降气；陈皮理气燥湿化痰；黄连、黄芩、蒲公英清热泻火、燥湿利水；整体可将胆胃恶浊之气向下沉降，兼顾痰、气、神三个层面，使上焦及心神皆得安宁。珍珠母、紫贝齿不唯重镇安神，还因其质重之性，以引逆上之痰火、泛滥之水下归其宅，故亦有治"痰"之用，此与张锡纯和陈修园言龙骨、牡蛎为治"痰"之神品有异曲同工之妙。乌贝散制酸和胃，清热降逆。柴胡、郁金、香附、厚朴、紫苏梗、乌药、豆蔻是以柴胡疏肝散简化方合行气温中化湿之药，上中二焦并治，疏利肝胆脾胃气机，复轮轴之行。二诊收效，方药切中病机与病位，故不必改弦更张，继续守法守方。三诊浊邪退，易疏肝健脾之品开纳增运，益脾和胃，以绝生痰之源。

四、痞　满

病案一

樊某，女，61岁。2015年3月10日因“中上腹痞满不适月余”就诊。患者因饮食不慎，得食胃痞；伴嗳气，肩背身痛，巅顶发疼，咽痛，急躁易怒，大便日行1～2次；舌红，苔薄白，脉弦细。拟诊痞满（功能性消化不良），辨证属气滞血阻、肝胃阴虚证，治拟理气通络、滋阴清热，方用一贯煎合六味地黄汤加减：生地黄15g，生白芍15g，川楝子15g，山药15g，山茱萸15g，茯苓15g，泽泻9g，牡丹皮15g，枳壳15g，佛手9g，木香6g，羌活9g，独活9g，桑枝15g，川芎15g，葛根15g，藏青果15g。共14剂，日1剂，水煎服。

二诊：脘痞较前有好转，仍全身酸痛，自觉身燥，大便偶稀；舌红，苔薄白腻，脉弦细。加柴胡9g，桂枝9g，黄芩9g，龟板15g，14剂，日1剂，水煎服。

三诊：前药加减调治月余，痞消身畅，纳便正常；舌淡红，苔薄，脉细。

【按】患者素来情志不遂，导致肝失疏泄，气机郁阻。肝木乘土，脾胃气机紊乱，因此出现胃痞、厌食、嗳气之症。气滞血阻，不通则痛，是故身背疼痛；气郁化火，上冲巅顶咽喉，内伤阴血，以致头咽疼痛、舌红脉细等火盛阴伤之象。故以理气通络、清热滋阴为大法，选一贯煎合六味地黄汤化裁。肝体阴而用阳，喜条达而恶抑郁。故方中以生地黄清热养阴，滋水涵木，继入山药、山茱萸酸甘化阴，扶土抑木；白芍柔肝养血，川楝子疏肝理气以复其条达之性。并辅牡丹皮、泽泻、茯苓清泻渗浊，防阴药滋腻恋邪；枳壳、佛手、木香疏肝和胃，行气宽中，又制苦寒伤胃之弊。羌活、独活、川芎、葛根寓家秘羌活汤主痛痹之意，羌活、独活合用，通达周身、舒利关节、蠲痹止痛；葛根解肌透邪、疏通经气；病主上身者，加桑枝祛风行气、除湿止痛。二诊胃脘渐安，热邪未尽而寒湿始现，恐有水火不济之势，易柴胡桂枝鳖甲汤主之。肝以风木主令，木郁风动，火郁热发，风热同作，则以柴、芩以泻肝胆；而土湿脾药，必宜温燥，此定法，故以桂枝驱寒湿而达木郁；鳖甲易龟板则“引阳气下归，复通阴气上行”，山茱萸亦内敛阳气以温中。余药同前巩固收效。

病案二

朱某，男，59岁。2017年12月18日因“胃脘闷胀不适3月”就诊。患者无明显诱因出现胃脘闷胀不适；伴泛酸，嗳气频频，胃纳不馨，自感胃下垂，手托则舒，大便日行1次，夜寐尚可；舌淡苔薄白腻，脉细无力。电子胃镜提示胃角浅表溃疡。拟诊痞满（胃溃疡），辨证属脾胃气虚，中气不足证，治拟补中益气，理气消痞，方用补中益气汤加减：炙黄芪12g，苍术9g，柴胡6g，升麻6g，姜半夏9g，陈皮9g，厚朴15g，娑罗子15g，枳壳15g，广木香6g，郁金9g，香附9g，鸡内金9g，炒莱菔子9g，炒薏苡仁15g，7剂，日1剂，水煎服。

二诊：药后诸症显减，胃纳转佳，两侧腰胁部及大腿处感酸胀不适，大便调畅成形；舌淡红，苔薄白，脉缓。原方去苍术，加盐杜仲15g，制狗脊9g，当归12g。治疗1月余。

三诊：诸恙瘥，脘舒纳香。嘱饮食调护，劳逸有度。

【按】本案患者脾胃气虚，气机升降失常，纳运乏力，营卫气血生化不足，故有胃痞、嗳气、纳少、舌淡脉细无力之脉证。脾主升清，脾虚则清阳不升，中气下陷，故有胃下垂之感。故以补中益气汤主之。

方中以黄芪补中益气，升阳举陷为本，小量升麻、柴胡升发清阳，协助黄芪以升提下陷之中气；白术易为苍术健胃安脾，燥土利水，泄痰消饮，乃治脾虚湿痰留饮，舌苔厚腻之要药。炒薏苡仁最善利水，又不损耗真阴之气。凡利水之药用多，必损真阴之气，水未利而阴先虚，惟炒薏苡仁利水又不耗损真阴之气，此诸利水药所不及。葛琳仪指出，视病之轻重及部位，炒薏苡仁用药之多寡不同，则阴阳不伤，而湿病易去。其用量以 10 ～ 100g 不等，同与健脾去湿之味佐之，未有不速于奏效者。此案水湿不重，而有清阳不升之患，故以小量施之即可取效。陈皮、半夏理气和胃，兼厚朴下气除痞，使补而不滞。枳壳、香附、娑罗子、木香理气解郁，行滞消胀；郁金行气凉血，既防气郁生热，又制诸药之温燥；鸡内金、莱菔子健胃化积，下气祛痰。诸药共奏健脾升清，理气化湿，消痞助运之功。二诊后天生化已充，然先天精血不足，故去耗散之苍术，加杜仲、狗脊、当归补血养精，脾肾同调，月余乃愈。

病案三

夏某，男，67 岁。2021 年 3 月 1 日因“上脘腹胀满半月”就诊。患者脘腹胀满，疼痛不显；伴纳差，饱胀时肠鸣明显，二便量少，胸满头痛，肢体烦热，有汗，夜寐不佳；舌质淡红，苔薄黄腻，脉弦滑。拟诊痞满（功能性消化不良），辨证属痰热互结证，治拟理气化痰，降逆消痞，方用柴胡半夏汤加减：柴胡 9g，桂枝 9g，半夏 9g，黄芩 9g，蒲公英 15g，生白术 15g，牛蒡子 15g，炒川楝子 9g，炒薏苡仁 30g，厚朴 15g，紫苏梗 15g，生白芍 15g，佛手 9g，娑罗子 12g，玫瑰花 6g，木香 9g，枳壳 15g，乌药 15g，豆蔻 6g，7 剂，日 1 剂，水煎服。

二诊：药后前症有好转；舌脉无明显变化。去川楝子，继续 14 剂，日 1 剂，水煎服。

三诊：脘胀肠鸣较前明显减轻，胸满肢疼消失，纳呆；舌淡红，苔薄白，脉弦滑。去桂枝、乌药、豆蔻，加茯苓 15g，党参 15g，炒莱菔子 15g，生稻芽 30g，14 剂，日 1 剂，水煎服。嘱清淡易消化饮食调养善后，访数月无复发。

【按】患者胃痞纳呆，胸满肢烦，肠鸣便少，结合舌脉，辨为痰热互结。故投以柴胡半夏汤为主，此中方药实则包含多个方剂，如小柴胡汤、桂枝汤、半夏厚朴汤。柴胡、半夏、黄芩化痰降逆、清泄邪热；柴胡、桂枝、白芍相合，又可解肌除烦，通络止痛，调和营卫；川楝子疏利肝胆，白术、薏苡仁健脾益气，脾运则痰自化；生白芍、牛蒡子又可通便。土枢四象，中气乃枢转之中轴，起着决定性作用。葛琳仪十分重视“一气周流”之理论，认为调顺脾胃之气机应当贯穿疾病治疗的始终。而治脾胃之法，又莫精乎于升降，故葛琳仪习以厚朴、苏梗、佛手、娑罗子、玫瑰花、枳壳、木香、乌药、豆蔻等一众行气化湿之药对，使肝气左升，肺气右降，脾升胃降转于中，如此升降相因，则脾胃气机必复，也体现了治脾胃以调气为关键的宗旨。二诊减苦寒败胃之川楝子，余药继续治疗以开痰结、散郁热。三诊胸脘郁结已开，经络闭阻得畅，故去桂枝、乌药、豆蔻，加党参、茯苓、莱菔子、稻芽健脾增纳。莱菔子下气消痰，稻芽善疏肝气，又自成升降相循之一妙用。

病案四

赵某，女，56 岁。2021 年 4 月 19 日因“反复脘宇胀满半年余”就诊。患者反复脘宇胀满，终日不宁，得食胀甚；伴纳不佳，大便干，每日 1 次，无明显腹痛，有胸闷气短，活动后明显，服用抗抑郁药后缓解，夜寐易醒，咽痛有痰；舌淡，苔白，脉弦。有面神经炎、抑郁症病史。拟诊痞满（功能性消化不良）；胸痹（胸闷）；郁症（抑郁症）。辨证属肝胃不和，痰气痹阻证，治拟行气解郁，祛痰散痞，方用瓜蒌薤白半夏汤合半夏厚朴汤加减：瓜蒌皮 9g，瓜蒌仁 9g，薤白 9g，半夏 9g，厚朴 15g，紫苏梗 15g，木香 6g，代代花 15g，生白芍 15g，佛手 9g，娑罗子 12g，玫瑰花 6g，黄芩 9g，蒲公英 15g，炒酸枣仁 15g，夜交藤 15g，柏子仁 12g，珍珠母 30g，紫贝齿 30g，7 剂，日 1 剂，水煎服。

二诊：仍有胃痞胸闷，睡眠较前好转，汗不多；舌淡，苔白，脉弦。去白芍、黄芩、蒲公英，加桂枝 6g，苍术 9g，大腹皮 15g，14 剂，日 1 剂，水煎服。

三诊：胸膈及脘腹较前舒畅，胃纳有增，寐安，二便调；舌淡，苔薄白，脉弦。守方 14 剂。

四诊：多食脘痞，偶有胸闷，咽喉利；舌脉同前。去半夏、薤白、瓜蒌仁、珍珠母、紫贝齿，加香附 10g，川芎 9g，六神曲 15g，炒莱菔子 15g。治疗 1 月余，诸症平。嘱节饮食，调情志。

【按】患者素有郁症，情志不遂，肝气郁滞，失于疏泄，横逆乘脾犯胃，脾胃升降失常，而发为痞满，故出现反复胃脘胀满，得食胀甚，纳不佳等症。病久则脾气受损，运化失司，痰饮内生，困阻中焦，胃痞更甚。痰浊亦可痹阻胸阳，阻滞心脉，而发为胸痹，故见胸闷气短之症。女子年逾五十，肾气衰，天癸竭，阴精不足，心肝失养，故见失眠，痰气交阻于咽中而见咽痛有痰。结合舌脉，辨证属肝胃不和，痰气痹阻，治当以行气解郁，祛痰散痞，葛琳仪拟瓜蒌薤白半夏汤合半夏厚朴汤加减。以瓜蒌皮、瓜蒌仁、薤白通阳行气，祛痰化浊；半夏、厚朴、苏梗解郁化痰，顺气降逆；生白芍养阴生津；木香、代代花、佛手、娑罗子、玫瑰花疏肝解郁，理气宽中，又以代代花“调气疏肝，治胸膈及脘宇痞痛”，效果最佳，此乃葛琳仪治疗胃痛胃痞之特色药。本案痰气痹郁日久，郁而为热，故予黄芩、蒲公英清胃制酸。炒酸枣仁、夜交藤、柏子仁、珍珠母、紫贝齿养心安神助眠。二诊仍有胃痞胸闷，睡眠较前好转，盖因患者阳气不足兼痰湿阻滞，故去白芍、黄芩，蒲公英类寒凉之品，加桂枝温通心阳，调和营卫，并苍术、大腹皮燥湿健脾，行气利水。四诊痰气郁痹渐消，以中焦痞满为主症，故去半夏、薤白、瓜蒌仁、珍珠母、紫贝齿，加香附、川芎、六神曲、炒莱菔子作越鞠丸解，理气解郁，健脾和胃，以平和之力调治月余乃愈。

五、呕 吐

病案一

朱某，女，33岁。2015年3月3日因"恶心呕吐1月余"就诊。患者恶心呕吐，晨起盥漱更显，泛吐酸水，无嗳气；伴纳呆，时有胸闷胁胀，眠浅梦绕，大便2～3日一行，偏干；舌淡红，苔薄白，脉弦细。末次月经：2015年2月20日。否认怀孕，血、尿HCG阴性。拟诊呕吐（胃炎），辨证属肝胃不和，脾虚气逆证，治拟理气健脾，和胃降逆，方用左金丸合四君子汤加减：党参15g，茯苓15g，白术15g，黄连3g，吴茱萸1g，枳壳15g，佛手9g，木香6g，玫瑰花15g，姜竹茹15g，姜厚朴15g，鸡内金15g，莱菔子15g，炒谷芽15g，牛蒡子9g，7剂，日1剂，水煎服。

二诊：呕恶大减，知饥，大便1～2日一行，胸胁稍畅；舌淡红，苔薄，脉细。守方14剂，诸症随平。嘱调摄饮食及情志。

【按】本案患者为女性，生活工作压力较大，情志郁结，故素有胸胁闷胀、大便易秘之史。肝气犯胃，气逆上冲以致呕吐、吐酸之症；肝郁脾虚，无力运化，故纳呆；心脾两虚，气血不足，心神失养则眠浅多梦。气逆当降，故以左金丸疏肝和胃、降逆止呕。本案热证不显，故黄连、吴茱萸皆小量投之，而以吴茱萸比重又稍大，重在疏肝解郁，以其辛热之性入肝散气，降下甚捷，使肝气条达，郁结得开，川黄连本苦降和胃，又可直折上炎之势，以防气郁化热。虽非木气实而土不虚者，同以四君子健脾扶正补虚，则无损气伤中之虞，自可相宜。另添枳壳、佛手、木香、玫瑰花之属疏肝和胃，理气健脾，尤适此肝胃气滞，食少呕恶者；姜竹茹、姜厚朴降逆消滞、下气止呕；鸡内金、莱菔子、炒谷芽健脾开胃，消食和中；牛蒡子消利咽膈，宣肺润肠，通大肠腑以泻肝浊。二诊显效，故守方而治。此案以气为本，百病生于气，气顺则百病消。药后诸症虽平，然若忧思善怒，恐气逆或结将复，药力难终，故嘱饮食调养，情志调摄以善后。

病案二

吕某，女，39岁。2016年11月21日因“反复呕吐2年”就诊。反复吐食，自觉不消化，胃中如有物梗，稍多食即吐；伴胃痞不适，有嗳气，反复二年，自服生姜水未效，无泛酸，无腹痛，大便欠畅，眠浅不安；舌淡，苔薄白，脉细弱。电子胃镜提示慢性浅表性胃炎。拟诊呕吐（慢性胃炎），辨证属胃虚气逆证，治拟益气和胃，降逆止呕，方用旋覆代赭加减：旋覆花9g，代赭石12g，姜半夏9g，陈皮9g，姜竹茹9g，太子参15g，炒白术9g，茯苓15g，吴茱萸2g，黄连3g，生白芍15g，佛手9g，娑罗子9g，黄芩9g，蒲公英15g，夜交藤15g，柏子仁9g，炒酸枣仁15g。共14剂，日1剂，水煎服，嘱餐后少量频温服。

二诊：诉近期无吐食，胃脘渐宽，稍恶心，食少，二便调畅；舌淡，苔薄白，脉细弱。去吴茱萸、黄连，加生姜6g，炒鸡内金9g，莱菔子12g。治疗1月余。

三诊：吐食恶心无复发，胃脘舒畅，饮食如常。嘱清淡饮食，忌辛辣炙煿、生冷寒凉之品。

【按】《伤寒论》言：“心下痞硬，噫气不除者，旋覆代赭汤主之。”本案患者胃痞嗳气，食稍多即吐，病程反复，日久不愈，结合舌脉，辨证胃虚气逆不难，此旋覆代赭汤脉案。谓前用生姜不除，可知非单纯水呕，乃虚气之逆伴痰呕，更宜此方镇逆化痰，故选而投之。硬则气坚，旋覆味咸，以软痞硬；虚则气浮，赭石质重，以镇虚逆。半夏、陈皮祛痰散结，降逆和胃；姜竹茹下气止呕；太子参、白术、茯苓益脾胃，补气虚，扶助已伤之中气，尚可助运化湿。葛琳仪常以此治反胃嗳气，气逆不降者，有奇效。另与吴茱萸、黄连、白芍、佛手、娑罗子疏肝和胃、理气行滞；黄芩、蒲公英燥湿制热；夜交藤、柏子仁、酸枣仁养心安神。二诊痞结渐散，呕逆既止，纳运未开，故去吴茱萸、黄连，加鸡内金、莱菔子等健胃消食之品。病后脾胃虚弱，嘱饮食调护。

病案三

患者王某，女，21岁。2021年6月7日因“经行呕吐3月”就诊。患者经行呕吐，呕吐物为胃内容物；伴月经迟发，痛经明显，量不多，有血块，经后头痛，难入寐，寐中易惊，大便不成形，日2次；舌质暗，苔白，脉弦。末次月经2021年6月4日。有抑郁症、失眠病史，长期服用阿普唑仑、曲唑酮。拟诊呕吐（胃炎）；不寐（睡眠障碍）。辨证属血瘀寒凝，气血逆乱证，治拟祛瘀散寒，调气和血，方用柴胡疏肝散加减：柴胡9g，郁金9g，香附9g，川芎12g，桃仁20g，通草6g，艾叶9g，葛根12g，藿香10g，炒酸枣仁15g，夜交藤15g，珍珠母30g，紫贝齿30g，石菖蒲9g，炒白扁豆15g，六神曲15g，陈皮9g，甘草6g，14剂，日1剂，水煎服。

二诊：恶心，呃逆，头痛，失眠稍好转，大便无改善；舌淡红，苔薄白，脉弦。原方去艾叶，加钩藤15g，蔓荆子9g，生白芍15g，姜竹茹12g，14剂，日1剂，水煎服。

三诊：行经第二天，经量尚可，有血块，稍恶无呕，偶嗳气，痛经较上月好转，夜寐欠佳；舌脉同前。去通草、桃仁，加乌药 9g，炒薏苡仁 20g，当归 10g。调治数月，痛经诸症亦瘥。嘱调畅情志，注意保暖，忌生冷寒凉。

【按】患者素有郁症，机体气机不畅。适逢经水将至，前期有摄食冷饮个人史，以致寒邪直中脾胃，下注胞宫。值经水开泄，正气不足之际，则发为呕吐、痛经之症；舌暗、苔白、脉弦亦是一派气滞寒凝之象。气滞则血阻，寒凝则血瘀，气血为之逆乱，故呕吐、痛经愈发剧烈，心神被扰则夜寐难安。故以柴胡、郁金、香附行气解郁；桃仁、川芎活血化瘀；艾叶、藿香温经散寒、醒脾化湿；通草虽微寒，然气味俱薄，并不碍其施于寒证，反主取其下气之力，合葛根通络以收效；白扁豆、六神曲、陈皮健脾渗湿；珍珠母、贝齿既同酸枣仁、夜交藤、石菖蒲安神，又可镇逆气血。二诊苔退，经后头痛、呃逆，乃寒邪退，气血未平，故去艾叶，加钩藤、蔓荆子、白芍平肝潜阳，调和气血。三诊经行呕证未复，他症也减，可知效显，后期以行气和血调经为治收效。

病案四

高某，女，51 岁。2021 年 6 月 7 日因“恶心呕吐 3 天”就诊。患者恶心呕吐，呕吐物夹带酸水，动则加重，不欲食；时伴头晕，与体位变化无明显关系，视物稍模糊，月经可，大便偏烂，夜寐早醒，脾气急躁；舌淡红，苔薄白，脉弦细。有子宫肌瘤病史。拟诊呕吐（良性阵发性眩晕）。辨证属肝气犯胃，肝阳上亢证，治拟滋补肝肾，平肝潜阳，方用六味地黄汤加减：熟地黄 15g，山茱萸 12g，山药 15g，茯苓 12g，泽泻 12g，牡丹皮 9g，川芎 15g，葛根 15g，蔓荆子 9g，钩藤 15g，生白芍 15g，佛手 9g，娑罗子 12g，玫瑰花 6g，枸杞子 15g，麦门冬 9g，太子参 15g，炒白术 15g，14 剂，日 1 剂，水煎服。

二诊：诉服用5剂时呕吐已止。治疗2周后，药尽，头晕好转，眼涩，偶有恶心，大便偏烂，睡眠较前好转；舌淡红，苔薄白，脉弦细。去葛根、蔓荆子，加密蒙花12g，姜半夏9g，天麻9g。治疗月余，无恶心呕吐，余症均平，无明显不适。

【按】呕吐病位在胃，与肝脾两脏关系密切。《景岳全书·呕吐》云："气逆作呕者，多因郁怒，致动肝气，胃受肝邪，所以作呕。"患者平素脾气急躁，恼怒伤肝，肝失调达，横逆犯胃，气郁化火，气机上逆而见呕吐。《素问·至真要大论》云："诸呕吐酸，暴注下迫皆属于热……诸逆冲上，皆属于火。"患者呕吐酸水，盖因肝经有热，故患者呕吐属肝气犯胃之证，肝郁化火上扰清阳，而见头晕。患者年逾五十，心肝失养，肾阴亏虚，清窍失养，而见夜寐欠安，视物模糊。且患者纳差不欲食，大便偏烂，结合舌脉，兼有脾虚之证，故治当以滋补肝肾，平肝潜阳，疏肝和胃。葛琳仪以六味地黄汤为底方，辅以疏肝健脾和胃。其中，熟地黄、山茱萸、山药、茯苓、泽泻、牡丹皮为六味地黄汤原方，补泻兼施，补肾填精，清降虚火；川芎、葛根、蔓荆子入太阳经，引药上行，清利头目；钩藤，生白芍平抑肝阳；佛手、娑罗子、玫瑰花疏肝解郁；太子参、炒白术健脾益气；麦冬养阴生津，清心除烦。诸药合用奏功，半月后诸症好转。二诊时但见恶心，眼涩，大便偏烂，眼涩因肝火未平所致，故去葛根、蔓荆子，加密蒙花清肝明目，姜半夏降逆止呕，天麻平肝潜阳，月余后诸症乃平。

六、噎　嗝

病案一

郑某，女，70岁。2017年12月18日因"进食梗阻感1年余"就诊。患者进食后咽喉梗阻感，半月前行胃镜检查，病理活检诊断为食管上段恶性肿瘤（2.5cm×1.2cm），已行内镜下肿瘤切除术，刻下症述舌体麻木，食后明显；伴口干且苦，晨起尤甚，服西药（雷贝拉唑，果胶铋，瑞巴派特）后自觉有缓，夜寐不酣，神疲乏力，大便艰行，周行 1 次，质干如羊屎；舌红有裂纹，苔厚腻，脉细。拟诊噎嗝（食管癌）。辨证属胃热阴虚，腑气不通证，治拟滋阴清热，行气通腑，方用知柏地黄汤合小承气汤加减：熟地黄 15g，黄柏 12g，知母 12g，玄参 9g，麦冬 12g，天花粉 15g，大黄 6g，厚朴 15g，枳实 12g，炒酸枣仁 15g，柏子仁 15g，夜交藤 15g，牛膝 12g，苍术 9g，茯苓 15g，山药 15g，薏苡仁 15g，泽泻 9g，7 剂，日 1 剂，水煎服。后诸症均有缓，大便畅，未继服。

二诊：诉进食固体食物后再有咽喉梗阻感，食后胃脘不适感，口干泛臭，易饥，吞酸，稍有嗳气恶心；舌麻感；更衣量少黏滞；舌稍红苔薄腻，脉沉细。电子胃镜复查提示：食管 ESD 术后瘢痕。辨证属气滞湿阻证，治拟理气化湿，方用左金丸合平胃散加减：黄连 6g，吴茱萸 3g，蒲公英 30g，白花蛇舌草 30g，炒黄芩 15g，姜半夏 12g，炒竹茹 12g，浙贝母 12g，海螵蛸 15g，茯苓 15g，苍术 10g，陈皮 15g，厚朴 12g，天花粉 15g，麦冬 12g，佛手 9g，14 剂，日 1 剂，水煎服。

三诊：进食顺畅，口和纳可，大便较畅，1~2 日一行；舌淡红，苔薄，脉沉细。

【按】本案女性患者，年事已高，肝肾本亏，加之术后气血津液耗损，阴不制阳，以致虚火妄动，发为内热。神疲乏力、舌体麻木、口干便难、脉细为肝肾不足、胃阴亏虚之表现；口苦、寐差则为虚火上炎所致；阴阳不和，气机失调，水液停聚，成阴虚与水热互结之复合病理状态。故投以知柏地黄汤合小承气汤加减，方中熟地黄、山药、麦冬、玄参清补肝肾脾胃之虚；黄柏、知母、天花粉清热泻火；茯苓、薏苡仁、泽泻甘淡渗湿，苍术健脾燥湿退舌苔。大黄、厚朴、枳实行气泻热，合玄参与地黄、麦冬增液行舟以通肠腑。牛膝引火下行、补肝肾、通经络；酸枣仁、柏子仁、夜交藤养心安神，又可润肠助通便之用。阴血有充，虚热得除，气机复畅，水湿得散，则症自退。二诊知前湿邪未尽，气机复滞，而恐有生热之兆，故易方左金丸合平胃散加减以理气化湿，并兼清中除热。平胃散是葛琳仪用治脾胃病的常用方，该方出自《太平惠民和剂局方》，由苍术、厚朴、陈皮、炙甘草、生姜、大枣组成。本案施方去姜枣，以防助热恋湿。阳明气燥，当燥不燥为湿伤，则脾胃不和，故以苍术、茯苓、陈皮、半夏、厚朴、佛手健脾和胃、行气燥湿。口干泛臭、易饥、吞酸、舌红苔腻之象，乃湿浊生热，故加黄连清泻湿热，又以吴茱萸降逆制酸，此平胃散与左金丸接轨。左金丸善治肝胃火郁，而平胃散利气除满，二方合用，苦温燥湿，疏肝和胃，而使肝胃两顾。《医林纂要》言蒲公英有“补脾和胃，泻火……治噎膈”之功，合黄芩、白花蛇舌草又清中化湿；佐天花粉、麦冬则清虚热又防伤阴。

病案二

欧某，女，37岁。2017年9月11日因“术后进食梗阻1月余”就诊。患者于2017年8月8日行食管平滑肌瘤切除术，术后偶有进食梗阻感，咽喉灼热不适；伴脘中嘈杂，嗳气泛酸，闷闷不乐，烦热渴饮，周身易泛红色皮疹，瘙痒，大便干；舌红，苔薄腻，脉细软。拟诊噎嗝（食管肿瘤），辨证属阴虚内热证，治拟滋阴清热，方用沙参麦冬汤加减：北沙参12g，麦冬9g，五味子6g，藏青果9g，玄参9g，白芷9g，射干9g，地肤子12g，白鲜皮12g，白花蛇舌草12g，海螵蛸12g，浙贝母9g，瓦楞子12g，厚朴15g，炒薏苡仁15g，姜半夏9g，陈皮9g，7剂，日1剂，水煎服。

二诊：进食顺畅，稍有嗳气反酸，皮疹未退，大便偏干；舌淡红，苔薄白腻，脉细。拟原意，加佛手 9g，生白芍 12g，苍术 12g，7 剂，日 1 剂，水煎服。

三诊：药后上症明显好转，皮疹有减，大便正常，苔薄白，脉细。去瓦楞子续治 1 周，诸症瘥。

【按】《黄帝内经》认为噎嗝一证，与津液及情志密切相关。患者食管平滑肌瘤术后，咽灼、烦渴、便干、舌红、脉细，是为阴虚内热之证，咽食不畅，为阴液不足食道干涩所得。故以沙参麦冬汤加减。方中沙参、麦冬甘寒生津、清养胃阴。五味子酸甘化阴，益气生津，《名医别录》称其“养五脏，除热”。藏青果、玄参甘平或寒，清热生津、凉血滋阴，利咽喉。白芷气通九窍、消肿排毒、生肌，与清热利咽之射干配伍，尤宜咽喉肿痛饮食难入者，此处亦助食管瘤术后创面修复。《临证指南医案·噎膈反胃》谓：“噎膈之症，必有瘀血、顽痰、逆气，阻隔胃气。”此患者忧思恼怒，思则伤脾，脾伤则水液失运，痰浊内生；怒则气郁，气郁则津行不畅，瘀血内停。痰、气、瘀交阻于食管、贲门，使食道不畅。故以厚朴、姜半夏、陈皮、薏苡仁等合前药白芷、玄参共奏理气、除湿、祛痰、化瘀之效。术后气机失调，胃酸上逆，是以海螵蛸、浙贝母、瓦楞子制酸和胃以安中，尚有软坚散结之功。肝为风木之脏，木盛火炽则能生风，发于肌肤则为疹症，情志郁结不解，火郁其内，则经年不愈，随机引触而时发。故以地肤子、白鲜皮合前理气药作清热理气、解毒止痒之效。二诊内热既消，津液将行，而气机未畅，故增佛手、白芍疏肝解郁，苍术健脾燥湿。三诊诸症向愈，去质重之瓦楞子以防久服碍运，余药巩固平疾，并嘱情志、饮食调养。

七、腹 痛

病案一

朱某，男，22岁。2021年1月8日因“腹痛伴血便1年余”就诊。患者腹痛反复；伴脓血便，色鲜红，黏液多，日行2～3次，魄门灼热，便下不爽，里急后重，偶烦躁，饮不多；舌红，苔根薄黄腻，脉滑偏数。急性发作期曾服美沙拉秦、硫唑嘌呤对症治疗有一定效果，因疾复发曾有肛周脓肿引流术史。拟诊腹痛（克罗恩病），辨证属湿热中阻、热毒内陷证，治拟清热解毒、凉血止痢，方用白头翁汤加减：白头翁15g，黄连3g，黄柏9g，知母12g，秦皮15g，木香6g，生白芍15g，厚朴15g，枳壳15g，佛手9g，娑罗子12g，玫瑰花6g，黄芩12g，蒲公英15g，乌药15g，豆蔻6g，马齿苋15g，石榴皮9g，地榆炭15g，蒲黄炭15g，7剂，日1剂，水煎服。

二诊：腹痛有缓，仍有黏液血便；舌红，苔薄腻，脉弦滑。黄柏增至12g，7剂，日1剂，水煎，餐后温服。

三诊：腹痛、血便较前有减；舌红，苔薄腻，脉弦滑，黄柏增至15g，知母加至15g；舌红苔薄，脉弦滑，7剂，日1剂，水煎，餐后温服。

四诊：赤血便止，时下黏液，日行1～2次，质软顺畅；舌淡红，苔薄，脉弦。去马齿苋、秦皮、白头翁、地榆炭、蒲黄炭；加党参15g，炒白术15g，茯苓15g，山药15g，炒薏苡仁30g。治疗1月余。

五诊：较长时间腹痛、脓血便未复发。

【按】本案热毒血痢，赤多白少，乃湿热中阻，热毒陷血，下迫大肠所致。热毒熏灼大肠，络损血溢，化为脓血，故见下痢脓血，赤多白少；湿热阻滞气机，不通则痛，故见腹痛，里急后重；饮不多，舌红，苔黄腻，脉滑数为湿热中阻之象。故选方白头翁汤合香连丸出入，方中以白头翁为重清热解毒，凉血止痢。黄连泻火解毒，燥湿厚肠；黄柏泻下焦湿热，上下分消，合知母泻火坚阴，共奏燥湿止痢之效。秦皮性涩，收敛止血止痢。木香辛行苦降，善行大肠之滞气，与黄连相伍加强行气止痛之功，厚朴、枳壳、佛手、娑罗子善调脾胃气机，以助行气。黄芩，得厚朴、黄连止腹痛，得白芍治痛痢。张元素言："下痢脓血稠粘，腹痛后重，身热久不可者，黄芩与芍药、甘草同用。"蒲公英泻火利尿之品，其气甚平，既能泻火，又不伤土。凡阳明之火皆可服。故葛琳仪常以黄芩、蒲公英为药对调治胃肠病，使火退湿除而胃气自生。脓血多，故以马齿苋、石榴皮、地榆炭、蒲黄炭凉血止血、和血止痢。此少年者，虽气血充盛可耐攻伐，仍需辅乌药、豆蔻温中行气，以制苦寒之药。二、三诊症减取效，稍重黄柏、知母使火从下焦而解，又防燥湿太过伤阴。四诊热毒既解，痢止而后重自除，故去解毒止痢药；病后脾胃虚弱、湿邪留恋，加党参、炒白术、茯苓、山药、炒薏苡仁扶助胃气，健脾渗湿以收后效。

病案二

章某，男，31岁。2021年3月8日因"反复腹痛2年余"就诊。患者常因情绪影响腹痛时作，痛即如厕，大便质稀，一日2～5次，偶夹带黏液，无血便，便后腹痛缓解；伴怕冷少汗，易疲劳，腰酸乏力，夜溲2～3次；舌淡红，边有齿痕，苔薄腻，脉缓无力。拟诊腹痛（肠易激综合征），辨证属脾肾阳虚，气滞湿阻证，治拟健脾温肾，理气化湿，方用参苓白术散合四神丸加减：党参15g，茯苓15g，山药15g，炒薏苡仁20g，阳春砂6g，乌药15g，肉豆蔻6g，草果12g，炒白扁豆15g，六神曲15g，黄连3g，吴茱萸5g，枳壳15g，生白芍15g，厚朴15g，苏梗12g，佛手9g，7剂，日1剂，水煎服。

二诊：腹痛有缓，大便次数仍多，腰酸疲乏不减；舌淡红，苔薄白，脉缓。原方去党参、山药、草果、炒白扁豆、白芍，肉豆蔻增量至 9g，加补骨脂 10g，五味子 6g，木香 6g，14 剂，日 1 剂，水煎服。

三诊：无腹痛，大便日 2 次，偏软，腰酸乏力较前好转；舌淡红，苔薄，脉缓。前方加仙茅 6g，淫羊藿 15g。治疗月余，腹痛瘥，大便成形，周身暖，力气有增，腰酸大减，偶有夜溲 1 次。嘱规律饮食，忌生冷寒凉，适进温补，勿劳累。

【按】患者以腹痛腹泻就诊，舌淡红边有齿痕，苔薄腻，脉缓，是为脾虚湿盛；而立之年本应如《上古天真论》所载“筋骨隆盛，肌肉壮满”，然现腰酸乏力、夜尿之症，是为肾虚不固。肾为先天之本，命门火衰则无以资助脾阳；脾为后天之本，脾阳不足则无以运化水饮，故水湿内生，下注大肠，发为泄泻。阳虚则寒，是而腹痛时作，怕冷少汗。急则治标缓则治本，该患者每日大便日行 2 ~ 5 次，故葛琳仪投药先治飧泄。是方为参苓白术散合吴茱萸汤加减而成，参苓白术散有补脾益气、健脾渗湿之效，吴茱萸汤有温中补虚、缓急止痛之功。方中党参、山药补气健脾；茯苓、薏苡仁淡渗利湿；黄连、吴茱萸寒热并用，调和阴阳；阳春砂、枳壳、乌药行气宽中止痛；厚朴、苏梗下气宽中，理气止痛；佛手疏肝健脾；白芍柔肝敛阴；肉豆蔻温中行气，涩肠止泻；草果燥湿健脾；白扁豆健脾止泻，神曲健脾和胃。二诊重在温补脾肾之阳，遵四神丸之法旨，以补骨脂健肾益本，补脾益胃；肉豆蔻行气温中，健脾止泻；五味子涩肠止泻，益气补肾，木香行气止痛，实肠止泻。三诊飧泄止，脾肾之阳渐复，加仙茅、淫羊藿补肾壮阳，培本固元，治病求本，药效长驱。

八、呃　逆

病案一

王某，女，45 岁。2017 年 12 月 4 日因“呃逆 1 周”就诊。患者呃逆反酸，频频有声；伴纳呆，郁郁寡欢，大腑不实，日三行，脘腹时胀痛；舌淡红，苔薄，脉弦细。拟诊呃逆（功能性消化不良），辨证属肝气郁结，胃气上逆证，治拟疏肝解郁，降逆和胃，方用柴胡疏肝散加减：柴胡 9g，生白芍 12g，枳壳 9g，香附 9g，陈皮 9g，郁金 9g，佛手 9g，娑罗子 9g，玫瑰花 6g，木香 6g，黄连 3g，黄芩 9g，蒲公英 15g，炒稻芽 30g，鸡内金 9g，六神曲 15g，炒白扁豆 15g，7 剂，日 1 剂，水煎服。

二诊：呃止纳开，更衣便软，日一二行，舌淡红，苔薄，脉细。嘱饮食调养。

【按】呃逆即《黄帝内经》所谓哕，气自下冲上而呃呃作声。《黄帝内经》谓此："然必有所闭遏乃然，有为寒气所闭者，有为热气所闭者，有为水饮痰食及血，诸有形之物所闭者。"此案患者素来情志不畅，近有谇帚，遂发此症。知为肝气所闭也。气为阳，阳属火，治须开闭散火。病之始起，实者当利之、清之、散之。方中柴胡、白芍和肝解郁；枳壳破滞气，健脾开胃，调五脏，下气，止呕逆；陈皮利中气快膈；香附调气解郁和血；郁金行气凉血，化血归肝。佛手、玫瑰、娑罗子平肝气，和胃气。木香、黄连、黄芩、蒲公英理气止痛，清中和胃。黄芩为肝胆少阳经之要药，黄元御专谓其可"清相火，止呃逆"。木郁乘土，乃有纳呆、大便不实之脾虚兼症，故以炒白扁豆、六神曲、炒稻芽、鸡内金健脾化湿、开胃助纳以实脾土。肝木得舒，气闭得撤，火郁得散，则呃逆自止，脾运自复。

病案二

胡某，女，29 岁。2021 年 5 月 24 日因"呃逆 9 月余"。患者呃逆频作，呃逆声短，时亢时绵，恶心欲吐；伴脘腹胀满，偶隐痛，无烧心反酸，中西医调治经久不愈，自以柿蒂、刀豆煮水饮月余后稍有好转，纳一般，睡眠二便尚可；舌淡红，苔薄白，脉弦。拟诊呃逆（单纯性膈肌痉挛），辨证属气滞痰阻证，治拟行气解郁，化痰降逆，方用旋覆代赭加减：柴胡 9g，郁金 9g，香附 9g，姜半夏 9g，陈皮 9g，旋覆花 9g，代赭石 15g，生白芍 12g，佛手 9g，娑罗子 12g，玫瑰花 6g，黄芩 9g，蒲公英 15g，木香 6g，枳壳 15g，乌药 15g，豆蔻 6g，7 剂，日 1 剂，水煎服。

二诊：呃逆发作频率减少，进食后脘腹稍胀；舌淡红，苔薄白，脉弦。守方 14 剂乃愈。

【按】呃逆之因，皆聚于胃，此案也不例外。《医方考·呃逆门》言："中焦呃逆其声短，水谷之病也。"说明病从中焦脾胃之呃逆，多与饮食不当有关。脾胃之气以顺为用，而伤食食积均可导致脾胃气滞，湿困痰阻。故投以柴胡疏肝散、旋覆代赭汤、小柴胡汤简方相合以收行气解郁、化痰降逆之效。葛琳仪指出，合方取药并不拘泥于纳入各方药全味，而是主抓某一证机，撷其中二三之味组成简化方取效即可。旋覆花质轻扬，能升能散，其功善降，可降气化痰、降逆止呕，谓之"诸花皆升，旋覆独降"。代赭石味苦性寒，质重，善于降摄肺胃上逆之气，从而降胃气，止嗳气、呕吐及呃逆。两药配伍，宣降相宜，降逆止呕效著。从药量来细究，方中代赭石用量宜小，常以 6 ~ 15g 为宜，此遵仲景旋覆代赭汤原方之义以镇中焦之痞逆，避免大剂量直驱下焦，反掣肘姜夏之用。恶心欲吐可视为小柴胡汤主症之一"颇欲吐"，有病传少阳指征；实则由胃气上逆引起的呃逆、欲吐均可理解为广义之"颇欲吐"，故以柴胡、黄芩引邪出少阳。郁金、香附则合柴胡增强疏肝理气之力。蒲公英清利制燥；白芍"舒经降气""收胃气"，现代药理尚言其有解痉之能，此用治"膈肌痉挛"之呃逆最是相宜，与温中、理气、降逆之品配伍则再增功效。二诊各症显减，知前药证合拍，亦不必改弦易辙，故守方而治，阴复阳潜，冲逆得降，疾病自愈。

九、泄 泻

病案一

俞某，女，57 岁。2021 年 3 月 1 日因“大便溏泻半载余”就诊。患者反复腹泻，时逾半载，日行 4 ~ 6 次，便量不多，质稀溏；伴肛门坠胀、里急后重，腹痛不显，无血便、黏液便，时有胃脘隐痛，咽干如有异物，牙龈出血（色偏暗）；舌质偏暗，苔薄白，脉弦。有甲状腺多发结节、甲状腺功能减退病史（服优甲乐维持）；有结肠癌家族史（父亲）。拟诊泄泻（慢性腹泻），辨证属气滞湿阻证，治拟行气化湿、健脾止泻，自拟行气化湿方：厚朴 15g，紫苏梗 15g，生白芍 15g，玫瑰花 6g，黄芩 9g，佛手 9g，娑罗子 12g，蒲公英 15g，木香 6g，白茅根 30g，仙鹤草 20g，乌药 15g，豆蔻 6g，枳壳 15g，炒白扁豆 15g，六神曲 15g，鸡内金 9g，炒莱菔子 12g，炒竹茹 12g，14 剂，日 1 剂，水煎服。

二诊：药后大便次数减少，每日 2 ~ 4 次，仍不成形，余症皆缓，但现头痛、腰酸、疲劳之症；舌脉大致同前。原方去竹茹、仙鹤草，加石榴皮 9g，葛根 15g，川芎 15g，7 剂，日 1 剂，水煎服。

三诊：大便基本成形，每日 1 ~ 2 次，头痛、腰酸缓解，体力增强；舌淡红，苔薄白，脉弦。前方去白茅根、鸡内金、莱菔子，加炙黄芪 15g，柴胡 9g，升麻 9g，14 剂巩固善后。

【按】《素问·阴阳应象大论》云：“湿盛则濡泄。”《素问·举痛论》指出：“怒则气逆，甚则呕血及飧泄。”可知湿盛和气机失常是泄泻的关键病机。患者女性，素有瘿瘤、梅核气之史，合脉弦之象，当察其气滞之体。加之年事已高，“虚者风烛，百病易攻”，动气则增病。此案虽病在肠，但主病于脾，同时与肝密切相关，契合气滞湿阻之病机。葛琳仪运用厚朴、紫苏梗、佛手、木香、枳壳、乌药、豆蔻等大量行气化湿药，疏肝木气郁，化脾病湿邪，气畅湿化则泄泻自止。脾主运化，喜燥恶湿，治湿须复脾胃运化之常，葛琳仪习用炒白扁豆、六神曲、鸡内金、炒莱菔子等健脾增运，脾运则水湿自行。利小便以实大便是治疗泄泻的重要方法，方中配入蒲公英、白茅根即取此意；仙鹤草健胃补虚，收敛止血。泄泻治疗轻易不用补涩之法，一防暴泻而闭门留寇，二恐夹余邪而“灰中有火”。然此患者后诊泻势渐收，但始现头痛、腰酸、疲劳之症，葛琳仪见微知著，虑其有久泻气伤、清阳下陷之患，故以上提下收之法，再入柴胡、葛根、升麻、黄芪之属以升清阳、固摄气机，酌用小量石榴皮收魄门以涩下防脱，配合健脾益气，行气化湿之品，扶正祛邪共施，乃收显效。

病案二

赵某，男，42岁。2017年6月4日因“腹泻2月余”就诊。无明显诱因出现腹泻，每日6～7次，为稀溏便，腹胀喜按；伴乏力纳差，夜寐欠佳，情志不畅，不易汗，面部多发痤疮；舌淡红，苔薄白，脉濡缓。拟诊泄泻病（慢性腹泻）。辨证属脾虚湿盛证，治以健脾益气、除湿止泻，方用参苓白术散加减：党参12g，白术12g，茯苓15g，白芍15g，佛手9g，玫瑰花6g，白扁豆12g，法半夏9g，陈皮6g，木香9g，枳壳15g，六神曲15g，夜交藤15g，桔梗5g，砂仁9g，山药9g，14剂，日1剂，水煎服。

二诊：药后大便次数减少，睡眠改善不明显，纳可；舌脉基本同前。原方加柴胡6g，珍珠母30g，炒酸枣仁15g，14剂，日1剂，水煎服。

三诊：便溏，睡眠较前改善；舌淡红，苔薄白，脉缓。上方去酸枣仁、木香、枳壳，加黄连3g，石榴皮6g，7剂，日1剂，水煎服。

四诊：现大便基本成形，夜寐改善，上方继进7剂以资巩固。

按语：本案患者腹泻腹胀，喜按，乏力纳差，结合舌脉，脾虚湿盛之证明显。脾主运化，为后天之本。脾虚失运，水湿不得敷布，下注大肠而为泻。湿阻气滞，则腹胀；喜按乃亏虚之象；脾虚无力运化水谷，则纳差；气血生化无权，则乏力；心脾血亏，则夜寐不宁；气滞不畅，痰湿闭阻，郁而发之，故为痤疮。葛琳仪初以参苓白术散加减健脾除湿、理气止泻，并配以开胃、安神、行气之品增效，兼顾他症。二诊泄泻缓解，余症不减。此患玄府闭塞，阳热怫郁而发痤疮，葛琳仪认为虽痤疮多从热发，但不唯苦寒清泄一法，况脾胃不足者，更易败胃。《黄帝内经》言："郁之甚者，治之奈何？岐伯曰：木郁达之，火郁发之。"故葛琳仪重视"发之"之法，指出其实为因势利导，升阳、汗法、吐法等发其郁滞者均属于此范畴。加入少量柴胡，既取其发散之义，又为升阳之法，使泻利与郁疮同收效益，可谓一举两得。珍珠母和炒酸枣仁既安神助眠，又防发散太过。三诊患者大便尚溏，此时湿邪得去而泄泻未止，考虑为长期泄泻导致肠腑气机失摄所致，故酌加黄连坚阴止泻，石榴皮收涩止痢以收功复命。盖未祛邪而用收涩之剂，有闭门留寇之患，然邪已去而气机失摄，酌用收涩之品恰如其分。

十、痢　疾

病案一

朱某某，男，23岁。2020年12月21日因"下利脓血便1年余"就诊。无明显诱因出现便溏，日行3～4次，夹黏液脓血便，量不多，时腹痛，初未重视诊疗。2020年1月因肛周脓肿就诊，西医诊断为"克罗恩病"，予美沙拉嗪、硫唑嘌呤等治疗未愈，后分别于3月和9月行手术治疗2次，术后至今，仍有脓血便，每日2～3次；伴胃脘胀满，纳差，寐可；舌淡红，苔薄黄，根部稍腻，脉弦数。拟诊痢疾（克罗恩病），辨证属气滞湿热证，治拟行气消胀，清化湿热，方用平气汤合白头翁汤加减：厚朴 15g，紫苏梗 12g，生白芍 15g，佛手 9g，娑罗子 12g，玫瑰花 6g，黄芩 9g，蒲公英 15g，木香 6g，枳壳 15g，乌药 15g，豆蔻 6g，黄连 3g，马齿苋 15g，秦皮 9g，白头翁 15g，黄柏 9g，知母 12g，14 剂，日 1 剂，水煎服。

二诊：诉前药服后有好转，现因大便脓血较多再求诊，日下 1 ～ 2 次，手术创口时有渗血、渗脓；舌脉大致同前。原方去紫苏梗，黄柏增量至 12g，加石榴皮 9g，地榆炭 15g，蒲黄炭 15g，14 剂，日 1 剂，水煎服。

三诊：药后肛周脓液减少，大便每日 2 次，夹少量脓血，脘胀偶有反复；舌淡红，苔薄黄，脉弦。上方黄柏加至 15g，14 剂，服法同前。

四诊：药后胃脘烧灼感，大便每日 2 次，不成形，无脓血，肛周脓肿溃破；舌脉大致同前。前方去马齿苋、秦皮、白头翁、地榆炭、蒲黄炭，加党参 15g，炒白术 12g，茯苓 15g，山药 15g，炒薏苡仁 30g，14 剂，日 1 剂，水煎服。另嘱肛周消毒清创，枳黄膏外敷。

五诊：肛门脓肿溃口收敛渐愈，大便基本成形，日行 1 ～ 2 次，无脓血；舌淡红，苔薄白，脉弦。上方去黄连、石榴皮，继进 14 剂巩固，枳黄膏继续外用。

【按】《类证治裁》指出：痢疾一证，多“由胃腑湿蒸热壅，致气血凝结，夹糟粕积滞，进入大小肠，倾刮脂液，化脓血下注”而成。此案青壮年患者，辗转问诊求治，外伐内攻不愈，反扰气血津液，终致气滞为主、湿热兼夹之证，故施以大量行气药调气和血，同以平气汤和白头翁汤加减清化湿热。“气为血之帅”，葛琳仪承先贤之旨在治疗中特别强调从气论治，认为内伤杂病复杂多样，“百病皆生于气”是临床诊治胃肠病的重要思路，先调畅气机使五脏制化有序，确保脾升胃降功能正常成为很多胃肠疾病治疗的基础。故投用厚朴、紫苏梗、佛手、娑罗子、玫瑰花、木香、枳壳等行气药，使肠腑升降有序，血脉运行通畅。肝藏血，主疏泄，体阴而用阳，从气论治的核心不可忽视从肝论治，葛琳仪习在大量行气药调肝用基础上，再配伍生白芍养血调肝体以顾其根本。《疡科心得集·肠痈论》云："夫大肠生痈者……湿热下注，壅遏气血而发。"湿热在痢疾的发生和演变过程中发挥重要作用，葛琳仪认为在行气活血的同时，清热化湿可以清除残留的病理因素，以防"炉烟虽熄，灰中有火"，从而改善疾病预后。故合白头翁汤化裁，以黄芩、黄连、黄柏、蒲公英、马齿苋、白头翁、秦皮等清热化湿。及四诊泻痢缓、脓毒溃，有病证向愈的趋势，故去汤药清热化湿解毒之品，内添健脾扶正之药增强抗邪之力，外施祛脓化腐之膏以清余毒，推陈生肌。

病案二

林某，男，30岁。2021年6月28日因"腹痛腹泻2年余"就诊。患者反复腹痛、腹泻，里急后重，黏液脓血便少，以白为主，每日2～5次；伴体质消瘦，易疲劳，懒言怕冷，2年前西医诊断为克罗恩病，现服用阿达木单抗（每两周一次）；舌淡红，苔薄白，脉弦。拟诊痢疾（克罗恩病）；辨证属脾肾亏虚证，治拟健脾补肾，祛邪止痢，方用四君子、二仙汤合白头翁汤加减：党参15g，炒白术12g，茯苓15g，炒薏苡仁12g，山药15g，淫羊藿12g，仙茅12g，白头翁15g，马齿苋15g，秦皮9g，黄芩9g，蒲公英15g，生白芍15g，佛手9g，炒川楝子12g，木香6g，枳壳15g，补骨脂15g，藿香12g，佩兰12g，14剂，日1剂，水煎服。

二诊：腹痛有缓，泻下仍多，余症同前；舌脉未变。去川楝子、黄芩、蒲公英，加乌药15g，吴茱萸5g，苍术9g，炙甘草6g。治疗月余腹痛明显缓解，发作频次减少，大便基本成形；舌淡红，苔薄白，脉弦。

守法继续调治半月，巩固疗效。

【按】《景岳全书·杂证谟·痢疾》载：“凡里急后重者，病在广肠最下之处，而其病本则不在广肠而在脾肾。”患者腹痛腹泻，里急后重，痢下赤白脓血便，白多赤少；舌脉佐证，辨证为脾肾亏虚、寒湿阻滞。患者脾肾两虚，水湿不化，久而凝结气血，挟糟粕积滞，下注大肠，倾刮脂液，败化脓血，发为痢疾，治宜健脾助阳，化湿止痢。一诊予四君子汤、二仙汤、白头翁汤合方加减。四君子汤补脾益气，二仙汤补肾温阳，白头翁汤解毒止痢，三者合用起补脾益肾，补气助阳，化浊止痢之效。方中党参、白术健脾益气；茯苓、薏苡仁淡渗利湿；藿香、佩兰芳香化浊；白头翁、黄芩、蒲公英去性取味，解毒止痢；马齿苋利湿解毒；补骨脂、淫羊藿、仙茅既补肾温阳止泻，又缓白头翁黄芩之寒；佛手、川楝子、木香、枳壳行气燥湿止痛。二诊寒凉之品稍减，予乌药行气止痛，温肾散寒；吴茱萸温中燥湿，散寒止痛；苍术燥湿理气；炙甘草调和诸药。寒邪去则腹痛缓，脾阳生则下痢止。后守方月余以固疗效。

十一、便　秘

病案一

吴某，女，56岁。2021年3月15日因“大便秘结3月余”就诊。患者大便干结难行，便而不爽，3 ~ 4日一行，肠鸣，矢气多；伴脘腹胀满，呃逆，纳差，怕冷，易疲劳；舌淡红，苔薄白，脉弦弱。有慢性萎缩性胃炎、高血压、2型糖尿病、胆囊切除术病史。拟诊便秘（便秘），辨证属气机郁滞证，治拟顺气导滞，方用平气汤加减：厚朴15g，紫苏梗12g，生白芍15g，佛手9g，娑罗子12g，玫瑰花6g，黄芩 9g，蒲公英 15g，木香 6g，枳壳 15g，乌药 15g，豆蔻 6g，肉苁蓉 15g，制何首乌 15g，鸡内金 9g，六神曲 15g，14 剂，日 1 剂，水煎服。

二诊：药后胃脘觉舒，纳食有增，疲劳、怕冷缓解，大便较前畅，偏干，2 ~ 3 日行，偶有干咳；舌脉大致同前。前方加生白术 15g，炒薏苡仁 30g，14 剂，日 1 剂，水煎服。

三诊：药后排便顺畅，便质如常，每日 1 ~ 2 次，余症尚可；舌淡红，苔薄白，脉弦。原方继进 7 剂巩固，嘱注意饮食和运动调理。

【按】本案患者便干难行，肠鸣矢气，脘胀呃逆，乃知其便秘的基本病机实属气机郁滞，大肠传导失常。糟粕不得下行，浊气上逆，故并生䐜胀呃哕。究其性情体质，当责之肝气郁结，兼脾肾亏虚。故投以厚朴、紫苏梗、佛手、娑罗子、玫瑰花、木香、枳壳等轻灵缓和之品疏肝解郁，理气宽中，调畅气机，并以生白芍平肝养血，使行气而不燥，治肝以理大肠腑，肝气舒则腑气通利。患者怕冷，则同以乌药、豆蔻温中行气。此患者年事渐高，脉弱怕冷，杂病缠身，已有肾阴肾阳亏虚之象，肉苁蓉最善兴阳，专补肾中之水火，又可以补虚养精之力而动大便；何首乌养血滋阴，与肉苁蓉相使温肾益精、润肠下便，又无滋腻碍中之患。六神曲、鸡内金健脾增纳，助生气血。脾主运化，散精以灌四旁；脾气虚则运化失常，脏腑失养，肠道失濡。故二诊以炒薏苡仁、生白术健脾散精以润肠道，其中生白术的运用尤为巧妙，健脾的同时又兼润肠通便。如此，肝气舒，脾气健，肾阳足，则肠腑通利。

病案二

陈某，男，47 岁。2015 年 7 月 20 日因“大便秘结 2 年余”就诊。患者因调换工作后经常熬夜，彼时始现大便秘结之症，未重视诊治。

后逐渐加重，刻下大便 2 ~ 4 日一行，便干难解，时如羊屎，排便费力，偶需开塞露辅助通便；伴视物昏花，易疲乏，腰背酸痛，纳眠尚可；舌淡红，苔薄白，脉细。有高血压病史，现血压控制尚可。拟诊便秘（便秘），辨证属肝肾阴虚证，治拟滋阴益肾，润肠通便，方用六味地黄丸加减：熟地黄 15g，山茱萸 12g，山药 15g，女贞子 15g，旱莲草 15g，牡丹皮 15g，泽泻 15g，茯苓 15g，制何首乌 15g，黄精 15g，枸杞子 15g，菊花 6g，密蒙花 9g，谷精草 9g，决明子 9g，生玉竹 15g，太子参 15g，陈皮 9g，14 剂，日 1 剂，水煎服。

二诊：药后大便 1 ~ 2 日一行，仍偏干，但已不费力，视物昏花明显好转，疲劳感减轻，时有腰酸背痛；舌脉大致同前。原方去密蒙花、谷精草，加肉苁蓉 9g，14 剂，日 1 剂，水煎服。

三诊：现大便每日一行，略干，排便正常。上方继进 14 剂调理巩固，嘱多食粗纤维食物，适当增加运动，规律如厕，保持良好的排便习惯。

【按】静则阴生，动则阳生。夜寐得静，阴血归肝，能养阴气。本案患者长期熬夜，暗耗阴血，胃阴不足，肠失濡润，遂发便秘之症；肝开窍于目，阴血不足，眼窍失养，目精不明，则视物昏花；精血同源，相互资生，盛衰同势，肝阴不足，不得下充于肾，久则肾阴亦亏，乃现疲劳、腰背酸痛之症。故需养肝、胃、肾之真阴，投以六味地黄汤为主方，合二至丸加何首乌滋补肝肾以充其源，伍黄精、玉竹、枸杞子等养脾胃之阴，滋水行舟，则肠润便通。密蒙花、谷精草、决明子、菊花滋肝明目，清而不燥，以防虚火妄动，决明子尚有润肠之功以助通便。于大量滋阴药中再入陈皮，理气醒脾，以防滋腻碍中，助诸药力通达病位。二诊阴血有复，津液渐盛，然肾精难充，故更对症明目药之一二味，佐肉苁蓉补肾益精、温阳通便以阳中求阴。同时葛琳仪强调，便秘之症尤其是对于中老年便秘患者，不可一味依赖药物治疗，避免长期用药扰乱机体各脏腑的正常功能。需注重日常生活的调理，通过均衡摄入粗纤维膳食，培养晨起排便、如厕不读纸报不看手机的习惯，适当运动、腹部按摩等方式辅助缓解病情。

十二、胁　痛

病案一

何某，男，47岁。2016年3月3日因“右上腹胀痛半年”就诊。患者右上腹胀痛，时作时止，后背牵涉痛，太息则舒，恼怒加重；伴口苦，二便可；舌红苔黄腻，脉缓。有胆囊息肉（1.1cm×0.74cm），胰腺炎病史。拟诊胁痛（胆囊息肉），辨证属肝郁气滞，湿热中阻证，治拟疏肝理气，清化湿热，方用柴胡疏肝散加减：柴胡15g，川楝子9g，香附9g，枳壳15g，生白芍15g，佛手9g，半夏9g，陈皮9g，黄芩9g，蒲公英15g，苍术9g，苏梗9g，厚朴9g，佩兰15g，乌药10g，鸡内金15g，海金沙15g，7剂，日1剂，水煎服。

二诊：胁痛好转；舌淡红苔薄腻，脉缓。守方7剂而愈。嘱调畅情志，忌肥甘厚腻饮食。

【按】本案以气痛为主，肝胆气机不利为基本病机。痛觉游移不定、时作时止、随情志变化缓解或加重，皆为气滞的特点。病在肝胆，不通而痛是故胁痛。邪在胆，郁而扰之，胆失其少阳柔和之性，胆汁疏泄无时，故口苦。痛应肩背，乃气结痰凝。气滞湿阻，郁而生热，则见上案中舌象，故以疏肝理气，清化湿热为治。患者脉缓体虚，不耐峻烈，当缓和治之。故以柴胡疏肝散加减，柴胡、川楝子疏利肝胆，二者寒温并行、升降相因，疏肝理气最是效捷，合白芍止肝胆气滞之痛有奇效。香附、枳壳、佛手性平缓，行气解郁止痛，增强疏肝利胆之效。半夏、陈皮、苏梗、厚朴含二陈四七汤之意，行气开郁，燥湿化痰以应后背痛。黄芩、蒲公英清中；合二金（鸡内金、海金沙）可化坚散结，清泻湿热；更佐苍术、佩兰、乌药，既行气化湿，又芳香醒脾以顾中土。葛琳仪常以疏肝理气法配伍四金（海金沙、鸡内金、金钱草、郁金）、浙贝母、牡蛎等药治疗胆囊结石或息肉，圆机活法，每获良效。胆为清净之腑，喜宁谧而恶烦扰，故需嘱后续饮食及情志调养，避免扰乱少阳温和之气、精汁疏泄失常而再复发。

病案二

胡某，男，51岁。2021年3月1日因“两侧胁腹疼痛5月余”就诊。患者双侧胁痛反复，放射至胸前及后背；伴尿频、尿急、小便不利，无尿痛、尿血，时有低热、盗汗，大便多黏腻不爽，寐可；舌淡红，苔黄厚腻，脉弦滑。拟诊胁痛（神经症），辨证属气滞痰阻，湿热壅盛证，治拟行气化痰，清化湿热，方用柴胡疏肝散合青蒿鳖甲汤加减：青蒿15g，地骨皮15g，白薇15g，桂枝9g，柴胡9g，郁金9g，香附9g，炒川楝子9g，厚朴15g，紫苏梗15g，草果15g，苍术15g，黄芩9g，蒲公英15g，金银花9g，连翘12g，炒薏苡仁30g，当归15g，丹参15g，14剂，日1剂，水煎服。

二诊：胁痛有所缓解，小便稍舒畅，仍尿频、尿急，无低热、盗汗，大便及舌脉大致同前。原方去白薇、青蒿、地骨皮，加车前子9g，车前草9g，14剂，日1剂，水煎服。

三诊：药后胁痛瘥，尿频尿急明显缓解，大便欠成形，每日1～2次；舌淡红，苔薄白，脉弦。上方去桂枝、当归、丹参、车前子，加炙黄芪12g，升麻9g，炒白术9g，炒鸡内金9g，14剂，日1剂，水煎服。

【按】《素问·脏气法时论》曰：“肝病者，两胁下痛引少腹。令人善怒。”胁痛的病位在胁肋部，主要与肝相关，责之肝络失和。

本案患者胁痛放射，小便频急滞涩，低热盗汗，大便黏腻不爽，结合黄厚腻苔、弦滑脉，辨证气滞湿热不难。葛琳仪治胁痛习以柴胡疏肝散的简化方（柴胡、郁金、香附）疏肝理气为本，兼川楝子泻肝行气止痛以舒木郁。气滞则血阻，故以当归、丹参活血以和络止痛。肝主气机，脾（胃）枢升降，“见肝之病，知肝传脾”，故以厚朴、紫苏梗、草果理脾胃气机，使中轴转而肝轮行。脾主湿主运，为聚湿生痰之源，“治痰不理脾胃，非其治也”。此患者虽以湿热为患，然“欲燥土湿”，宜“先温水寒”，故施清温并用法，以苍术、炒薏苡仁、黄芩、蒲公英燥土湿。患者低热缠绵，寝汗频频，此表虚卫弱、里邪不彻、营卫已伤，当温阳和营，清透退邪。葛琳仪之长，在于以桂枝法合青蒿、白薇、地骨皮之列，寓桂枝汤合青蒿鳖甲汤之意，是以桂枝法调和营卫，青蒿诸药引邪外出，又以金银花、连翘透营转气，使营分热邪向外透达，从外而解。足厥阴肝经绕阴器，布胁肋，该患者小便不利责之肝气不舒，二诊主症既缓，膀胱气机未复，故以疏肝兼通利则小便复常。临证中葛琳仪强调“治病求本”，指出见小便不利不惟通利一法，而以治肝为主。水液代谢赖五脏之功以传输，假经脉之道而运载；小便不利乃因气化障碍，属滞闭之范畴，也存瘀胀之弊端，而肝乃将军之官，具升发之性，肝气得舒则小便自利。此也是遵仲景四逆散借助肝胆升发疏导之性治疗小便不利之意，不利尿而使尿畅。三诊诸邪尽退，病后脾胃虚弱，以健脾之属固护脾胃之本。

十三、癌　病

病案一

吴某，男，81岁。2021年3月1日因“直肠癌术后2年余”就诊。患者直肠癌术后，反复腹胀，脐周明显，可及中等包块，质软，搓揉及排便后腹胀稍缓，大便干结，3 ~ 4 日一行，无腹痛、呕吐、黑便；伴虚劳乏力，咳嗽、动则气急，夜寐早醒，纳可；舌质淡，苔薄白，脉弦细。有前列腺癌手术史。拟诊癌病（直肠癌），辨证属肺肾两虚、气机阻滞证，治拟补肺益肾，行气消胀，方用六味地黄汤合补中益气汤加减：熟地黄 15g，山药 15g，山茱萸 12g，泽泻 12g，茯苓 15g，丹皮 9g，北沙参 15g，麦冬 9g，羊乳参 15g，百合 9g，炒酸枣仁 15g，夜交藤 15g，炙黄芪 15g，柴胡 9g，升麻 9g，生白芍 15g，佛手 9g，娑罗子 9g，桔梗 9g，前胡 9g，苦杏仁 9g，浙贝母 9g，炙麻黄 9g，珍珠母 30g，磁石 30g，21 剂，日 1 剂，水煎服。

二诊：腹胀、咳嗽、气急有所缓解，夜寐可，大便较硬，2 ~ 3 日一行；舌脉同前。原方去炙麻黄，加紫苏子 9g，21 剂，日 1 剂，水煎服。

三诊：外感后咳嗽有所反复；伴咳痰，痰色黄，量少，余症尚可；舌质淡，苔薄白稍黄，脉弦细数。上方去娑罗子、羊乳参、夜交藤、磁石，加金银花 9g，连翘 15g，黄芩 9g，蒲公英 15g，21 剂，日 1 剂，水煎服。

【按】《素问·灵兰秘典论》曰："大肠者，传导之官，变化出焉。"肠积伴或不伴有形之邪积滞，是大肠传导功能失常，气血阻滞所致。该患者直肠癌、前列腺癌术后，体质虚弱，肺肾俱虚，肺气不降，肾气不纳，气逆上满，下焦则气化无力，气血津液运行不畅，肠腑传导失常，气滞血阻、糟粕内结故为积。葛琳仪以"虚者补之""结者散之"为治则，以六味地黄汤和补中益气汤为底方，补肺脾肾之虚损，弥气阴之两不足，补中寓行，兼及他症。肺与大肠相表里，肺气不降，肠腑气机阻滞，葛琳仪从肺治肠，以沙参、麦冬、羊乳参、百合、炙麻黄、杏仁、浙贝母、前胡养肺肃肺通降肠道。肾主纳气，肾纳则肠腑能降，葛琳仪同时又从补肾入手，以六味兼重镇之珍珠母、磁石补肾纳气归下而治肠。如此，肺肾同治，补虚损，肃气机，开结滞，则肠腑传导复常。二诊气逆气结有所缓解，肠腑未通，增紫苏子“散气甚捷，最能清利上下诸气”，既降气消痰，又润肠通便。三诊外感风热兼症，减药味并入银翘散疏散风热，调治半月余风热得散，前症均安。

病案二

患者沈某，女，68岁。2018年10月29日因“胃癌术后3月余”就诊。患者因胃癌行腹腔镜胃癌根治术治疗，术后神疲乏力明显，纳差，食后脘腹胀满，易疲乏，寐差，无明显腹痛，大便溏，小便调；舌淡，苔薄腻，脉细。拟诊癌病（胃癌），辨证属脾胃虚弱，气机郁滞证，治拟健脾和中，疏肝行气，方用香砂六君子汤加减：太子参15g，炒白术12g，茯苓12g，阳春砂6g，木香6g，枳壳15g，生白芍12g，佛手9g，娑罗子12g，柴胡9g，当归12g，薏苡仁30g，炒酸枣仁15g，夜交藤15g，牡蛎30g，龙骨30g，14剂，日1剂，水煎服。

二诊：药后胃纳改善，乏力好转，夜寐尚安，大便偏烂，每日1次；舌脉大致同前。原方加炙甘草5g，炙黄芪12g，升麻9g，14剂，日1剂，水煎服。

三诊：患者胃纳可，夜寐安，二便调，诸症向善。拟上方继进7剂巩固。随访1年无复发，无明显不适。

【按】中医“癌”首载于宋代的《卫济宝书》，被视为痈疽五发之一。《景岳全书》高度概括治癌四法为：攻、消、散、补。此案患者年老体衰，胃癌术（攻）后，多虚多瘀。盖因术后正气大伤，则神疲乏力明显；脾运失健，清阳不升而纳差、腹胀、便溏；心神失养则寐差；舌淡，苔薄腻，脉细，为脾胃不足，气血亏虚，水湿内生之兆。此时患者脾胃极疲，故遵经训“胃气为本”，葛琳仪从健脾益气助运入手，投以香砂六君子为基本方加减治疗。方中太子参、白术、茯苓益气健脾；阳春砂、木香理气化痰。其中太子参健脾生津，补而不滞，补而不燥，对病后体虚者较原方之党参更为相宜。再配伍佛手、娑罗子、柴胡、当归行气养血，活血化瘀（消、散、补），祛邪扶正兼施。薏苡仁健脾渗湿，抗癌不伤正；酸枣仁、夜交藤、龙骨、牡蛎养心宁神，兼可软坚。二诊脾运复健，纳运自开，气血有生，然水湿不化，清阳未升，故添黄芪、升麻以全补中益气汤之意，增健脾升阳之力。

十四、结 语

葛琳仪教授为医六十余载，兼收并蓄，博采并收，其辨证准确，用药如神，平和之中辄起沉疴，后学得其箴言警句一二或方案二三，往往获益匪浅。故此特集以上葛氏诊疾医案心法薪传，以飨同道。

葛琳仪指出，治病有先后，不仅分轻重缓急，也要注意表里寒热之合，尤其脾胃疾病，应避免传经变证。如脾胃虚弱有表证者，可实脾与祛邪兼顾；若里有热而兼表证，则必先解表，后才可攻里，此为定法。辨证时需首抓病机，不可操之过切，若急于“对症下药”，见咳止咳，见呕止呕，见利止利者……毫无规矩，势必杂乱无章，不能取效。人之生皆为气化所然，气化循升降出入之机，各行其道，各守其法。若无规矩，则必诸症峰起而为病。因此，唯有切中肯綮，才能一击即中，使不止泻而泻止，不利尿而尿畅，不治咳而咳安。

葛琳仪还强调守法守方十分重要，只要辨证准确，治疗舵向不误，方药切中病位病机收效，则不必轻易改弦更张或易辄而驶，而当缓以图之。当下医者多有每诊换方或更药者，大可不必，证候病机未变，药证合拍，则当守法守方而治。反复更药，容易导致药力不及、病症缠绵不愈或使灶火重燃，甚至变生他证，将病情复杂化。当然，是否应该守方，还是当调方甚或易方，复诊辨证仍是关键，应能及时察已变或将变之机证，必要时更换为最合适的方药。

在遣用药物及其用量时，葛琳仪也斟酌细密。她常以一方化裁而能治数十种病证，往往取其意而不用其药，抑或撷取其中一味或几味，结合自己长年临证积累的用药经验加减施治，极少全用原方，但收显效。例如她在用柴胡疏肝散时常以柴胡、香附、郁金为用，取其行气解郁，化瘀定痛之能，或再入白芍、陈皮以达疏肝和胃之效果。补中益气汤则取黄芪、柴胡、升麻为用，取其健脾升阳之功。平胃散则以厚朴、陈皮入药，取其下气除满、燥湿化痰之用。旋覆代赭汤取旋覆花、代赭石为用，取其降逆之性。参苓白术散取白术、茯苓、薏苡仁、白扁豆为用，并常常合用六神曲以治脾虚泄泻者，取其健脾益气、渗湿止泻、和中消食等多种功效，谓其一味六神曲而补消功并，故常喜用之。沙参麦冬汤以沙参、麦冬为用，取其生津润燥、清养肺胃之功。

药物剂量则一来遵循经方原方之用量及配比核定，如旋覆代赭汤中代赭石之用量，常以 6 ~ 15g 入药以降中焦之逆。同时也根据病情实际和病机不同，灵活变换方药剂量。如据虚实寒热不同，调整黄连、吴茱萸比重。而柴胡取疏肝之用常以 9 ~ 15g 入药，做升阳之使则稍取 3 ~ 6g 即可，并常常配以小剂量黄芪和升麻共用。根据病患年龄、体质及病程长短，药量也会有所不同，通常而言，年壮者、正气充足者、疾病新起或病程尚短者，用药剂量偏大，药性偏峻；年高者、正气不足者、病久者往往用药剂量偏小，药性和缓。当然，若有陈年顽疾屡治不愈者，也不乏重剂起沉疴之效验。

另外，顾护脾胃之本贯穿疾病治疗的始终，这也是葛琳仪临证用药的一大特色。所谓“正气存内，邪不可干”。《景岳全书》更是明确指出：“土气为万物之源，胃气为养生之主。胃强则强，胃弱则弱，有胃则生，无胃则死。”因此，无论养生抑或治病，均应以脾胃为先，以免生化之源受戕。葛琳仪顾护脾胃之道，无处不在，或于攻邪之始，或于攻伐之际，或于攻邪之末，或于病瘥之余，据表里寒热虚实之不同，审度正邪之强弱，适时而为。葛琳仪指出，今者多知“未病先防”“既病防变”之理，然少循“瘥后防复”之道，如此经常导致疾病复发。究其原因，并不能将其单单归因于除邪未尽，而是未能及时呵护正气。病后调治既要祛余邪，又要同时扶正气才能收全功。因此，当疾病后期乃至所有不适之症均消失，病体痊愈时，仍需以方药数剂甚至十余剂以资巩固。

总之，葛琳仪每每临证，遣方用药时皆揣度细致、权衡利弊，消中有补、散中有收、升降相因，补而不滞、滋而不腻、清而不损、温而不燥为其临证要旨。其辨证之准，用药之妙，以上诸案即可窥其临证特点之一斑。

第五章

从脾胃论治内伤杂病

◎

葛琳仪擅治内伤杂病，尤其在面对疑难疾病时，常从脾胃切入。葛琳仪反复强调，脾胃为后天之本，脾胃为气机升降枢纽，在临证时当时时顾护脾胃。同时，从脾胃调治，又可解决诸多临床问题，本章例举顽固性不寐、皮疹、鼻衄、咳嗽、心悸、眩晕等疾病阐述葛琳仪从中土脾胃论治的思想及过程。

一、不　寐

不寐，现代医学称为“失眠”，含义为由于常常无法得到正常的睡眠，从而无法满足个人的日常生活和工作需要为表现的一种病症。

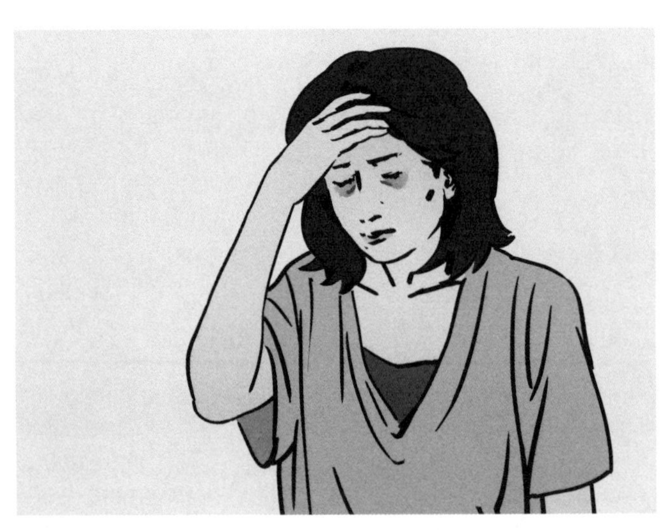

《黄帝内经》称之为“不得眠”“不得卧”等。《素问·生气通天论》云“生之本，本于阴阳”，正常的睡眠过程需要阴阳相交。不寐的病因病机主要是阳不入阴，阴阳失和。葛琳仪指出，不寐虽然归属于心系疾病，但胃肠道的功能紊乱可对睡眠造成巨大的影响，正所谓“胃不和则卧不安”。调和脾胃，顺畅气机，可达到阴平阳秘，对治疗不寐具有良好的效果。

1. 病因病机分析

《灵枢·大惑论》言：“夫卫气者，昼日常行于阳，夜行于阴，故阳气尽则卧。”葛琳仪认为，卫气的内外出入与寤寐密切相关，而其出入是否顺畅，主要依赖于人体脏腑功能的运行和皮肤分肉滑利，而人体内胃肠功能的正常在其中起关键作用。由此可见，若人体脏腑运行卫气的通道不畅，滞涩而不流利，气机失调，由此聚集生成食积、瘀阻、痰浊等病理产物。病理产物将阴阳相通之道阻滞，卫气出入不畅，卫阳无法入阴，最终造成阴阳失和，而导致不寐。

《素问·太阴阳明论》曰：“贼风虚邪者，阳受之则入六腑，入六腑则身热不时卧。”机体感受六淫邪气，邪正相争化热，或情志不遂，肝郁化火，火热之邪亢盛于外，不入于阴，故而不寐。《素问·阴阳应象大论》云“年四十而阴气自半也”。葛琳仪认为人年老则脾胃运化功能减弱，气血生化之源受损，气血亏虚，阴虚则不能纳阳入内，故而不寐。《灵枢·营卫生会》曰：“老者之气血衰……故昼不精，夜不瞑。”《景岳全书·不寐》云：“思虑劳倦，惊恐忧疑，及别无所累而常多不寐者，总属真阴精血之不足，阴阳不交，而神有不安其室耳。”葛琳仪认为劳思过度，伤及脾胃，精血亏耗，心神失养，阴阳失交而失眠。

2. 痰瘀同治，调和脾胃，阴阳和合

脾胃居于中焦，为阴阳相交之枢纽，胃又是阳气下交之道，若病理产物痰、湿等停聚中焦，阴阳不交，发为不寐。葛琳仪认为诊治本病应从调理中焦入手，调和脾胃，则气机调达，正如彭子益、黄元御在人身圆运动中指出：中气如轴，四维如轮，轴运轮行，轮滞轴停，轴则旋转于内，轮则升降于外。中焦斡旋有序，则气机流畅，化痰通络，痰瘀并除，神安则寐。

葛琳仪认为在平调阴阳的基础上，应该注重疏通阴阳交通之路，故提出疏肝、豁痰、化瘀三法并用，通达脾胃升降之气、祛湿化痰、通利血脉，则清阳上升，气机畅行，阴阳相通，代表方为癫狂梦醒汤加减，方使痰饮去而脾胃和，脾胃和则阴阳交通顺畅，阴阳相交则寐。癫狂梦醒汤出自清代王清任《医林改错》，由桃仁、柴胡、香附、木通、赤芍、半夏、大腹皮、青皮、陈皮、桑皮、苏子、甘草组成，功能平肝豁痰，祛郁除邪，主治癫狂。症见哭笑不休，詈骂歌唱，不避亲疏，许多恶态，此皆由气滞血瘀，脉络阻滞，脑气与脏腑气不交，症状表现宛若处于梦境。葛琳仪取其中桃仁、通草、甘草、柴胡、姜半夏之平肝除痰祛瘀之意，再辅以酸枣仁、夜交藤、柏子仁、珍珠母、青龙齿益肝镇心安神。石菖蒲一药也是葛琳仪尤为擅长使用的，石菖蒲可疏通心气、舒畅心神、调畅心情，由此达到补益心志的功效，并且其能化痰祛浊，从而畅心神之交，通神明之气。气滞甚者，加郁金、香附等；顽痰难化者，加以青礞石、胆南星等；血瘀重者，加当归、莪术、红花之类。

葛琳仪认为，针对发热汗出而恶热，口苦咽干腹满，而致“心中懊恼”“虚烦，不得眠”之不寐，若热邪进一步入里，侵扰阳明之腑，则会导致“胃家实”，阳明胃肠热积，蕴积于上，热扰神明，可造成不寐、

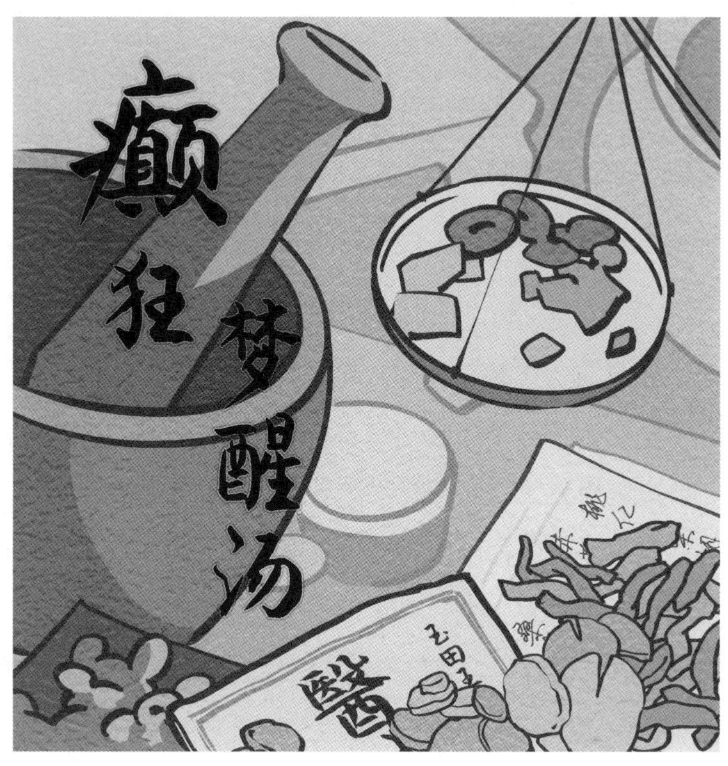

恶梦、甚而狂躁。胃有实火，起卧不安，葛琳仪提倡此时应用峻下之承气类。多数医家因担心其峻猛之力，葛琳仪则认为应确认患者病情，判断为实邪之证后，用以大量，以通腑化瘀，通肠泻腑，降气泻火，以凉血除烦，清热安神，从而及时祛除病因，截断病程，防止实邪进一步入里而造成神明失常。

因劳逸过度，产后体虚，病后体弱或饮食失节等影响脾胃功能，导致脾胃虚弱，而致使气血生化乏源，脾胃受损，不能升清，无法奉心化赤，可致阴虚阳无以入阴，而发不寐，葛琳仪对此型不寐常用归脾汤加减，该方中除常用的补益脾胃，补脾益气的药味如白术、黄芪、党参、茯苓、甘草等，还有龙眼肉入脾、心经，可安神养血定志，去怔忡，开胃益脾，酸枣仁可补虚养血，酸敛安神，多炒用，甘平而酸，寓补于收。

不寐之因甚多，病机错综复杂，相互交结。葛琳仪治不寐之法，审脉辨证，各察其因而治之。目前临床治疗不寐多以补虚、重镇安神为主，反观葛琳仪用药，多以豁痰化瘀，健脾和胃之法，以达阴阳和合。

3. 验案举隅

患者李某某，女，46 岁。因“反复失眠 3 年余，加重 1 周”就诊。患者 3 年来反复寐劣多梦、易醒，间断服用安眠药控制。1 周前因情志不舒，心结难解而致使失眠反复，3 天来白天精神不佳，夜间难以安眠，每晚睡眠时长 1 ~ 2 小时，伴急躁心烦易生气，头昏脑涨，夜间加重，胸满腹胀。既往服用“舒乐安定”，效果不佳。现下情绪不佳，心悸焦躁，诉胃脘胀满、嗳气频作，大便偏干，一二日一行，舌黯、苔白腻，脉弦滑有力。拟诊不寐（慢性失眠），辨证属肝气郁结、痰瘀内阻证，治以疏肝宁神兼以豁痰化瘀，方选癫狂梦醒汤加减：桃仁 20g，通草 5g，柴胡 9g，郁金 10g，香附 10g，姜半夏 9g，石菖蒲 9g，炒酸枣仁 15g，首乌藤 15g，柏子仁 15g，珍珠母（先煎）30g，青龙齿（先煎）30g，厚朴 12g，鸡内金 9g，生山楂 12g，炒稻芽 30g，生甘草 6g。14 剂，日 1 剂，水煎温服，饭后半小时服用。

二诊：患者自诉服药后失眠症状略有好转，近日每晚睡眠时间可达 3 ~ 4 小时，排便比以往顺畅，苔仍厚腻，脉弦滑。原方去炒酸枣仁、首乌藤、珍珠母，加煅青礞石（先煎）15g，胆南星 6g，陈皮 9g。14 剂，日 1 剂，水煎温服。继续服用 14 剂后，夜间睡眠大有改善，胃脘部不适明显好转，故加以和胃降逆，调养而愈。

【按】患者中年女性，不寐日久，近来因情志不舒而病情反复，可见寐差，急躁，胃脘不适，大便干结等症，舌黯，苔白腻，脉弦滑有力。证属肝气郁结，肝胃不和，痰瘀内阻，治以疏肝理气，调和脾胃，豁痰化瘀，宁心安神。方用癫狂梦醒汤加减，取桃仁祛瘀通络；柴胡、郁金、香附疏肝解郁；姜半夏、石菖蒲豁痰醒神；首乌藤、炒酸枣仁、柏子仁宁心养神；珍珠母、青龙齿镇心宁神；厚朴、生山楂、鸡内金、炒稻芽健脾消积。二诊，患者不寐症状明显缓解，助眠药物不能长期使用，去首乌藤、炒酸枣仁等；而舌苔仍厚腻，考虑顽痰阻滞，遂加煅青礞石、胆南星、陈皮攻邪祛痰，让长久停积在体内的气、痰、瘀之邪得以消除，标本同治，阴阳交合则寐安。

二、皮　疹

皮疹分原发性皮损和继发性皮损，是指周身皮肤出现以斑疹、丘疹、斑丘疹为主要表现，可伴有水疱、脓疱、瘀斑、瘀点、风团等。皮肤为人与自然界之枢纽，内联脏腑，外通天气，犹为重要。

（一）湿　疹

湿疹是一种常见的变态反应性皮肤疾病，由多种内外因素引起，临床可分急性期、亚急性期、慢性期，其皮损以明显渗出、多型损害、多部位发病、缠绵难愈、反复发作为特点，在影响外表美观的同时，也给患者的正常生活、工作带来了不小的影响。当前现代医学无特定的治疗方法，多用口服抗组胺药物或加用激素类药膏，应用后容易有口干、嗜睡、头痛等副作用，并且相对禁忌证较多，且易反复。而中医学运用辨证论治，调节患者免疫功能、纠正体质偏颇等，有助于控制病情、减轻复发。

湿疹在传统医学中归属于“浸淫疮”“湿疮”“湿疡症”等疾病的范畴，前人亦对“湿疹”多有描述，如按照形态特征有“露疙”“浸淫疮”“湿癣”“干癣”等；按照部位有“瘸疮”“旋耳疮”等。

1. 病因病机分析

古代医家认为湿疹的病因包括外邪、内虚，大多是外邪侵袭导致机体脏腑功能失调，或因素体亏虚，加之外邪侵袭，外内合病；近代医家则强调其发病的主要原因在于脏腑阴阳气血失调，且重视脾胃在湿疹发生发展过程中的作用，治疗上也更加注重脾胃功能的恢复。概括来说，本病病因不离风、湿、热三邪，或是素体禀赋不足，或是饥饱无常、嗜酒无度、过食膏粱厚味，损及中焦脾胃，失于健运，水湿不归正化，郁而生热，复感风邪，两邪合而为病，相搏于皮肤，即风湿热邪浸淫肌肤所致也。如清代吴谦《医宗金鉴·外科心法要诀》曰：“由湿热内搏，滞于肤腠，外为风乘，不得宣通”“此证初生如疥，瘙痒无时，蔓延不止，抓津黄水，浸淫成片，由心火脾湿受风而成。”清代高秉钧《疡科心得集》曰：“湿毒疮，即湿疹，是由于脾胃受损，致湿热内生下注，发于肌肉而成。”而《内经·素问》中也同样指出：“诸湿肿满，皆属于脾。”具体说来，其根本病因病机为脾虚湿蕴。

2. 健脾化湿，时时顾护中土

湿疹的治疗应始终不离顾护中土，“金元四大家”之一的李东垣提出了“内伤脾胃，百病由生”的学术思想，其遣方用药重视顾护中土，张仲景在《伤寒论》中也提到：“阳明居中主土也，万物所归，无所复传。”土具坤静之德，当中土羸弱，湿、瘀、痰、浊、热等诸多病理产物则相应而生，胶着缠绵于他脏之间，发于肌肤，形成湿疹。

葛琳仪指出，肺主皮毛，皮肤状态是人体内在脏腑功能的体现，手太阴肺经、足太阴脾经，手足太阴两经一气，故葛琳仪在临证治疗湿疹多从太阴经论治，对于久病或反复发作的湿疹，常从“脾虚湿蕴”

论述，强调顾护中土，斡旋中焦，调理后天之本尤其重要，同时反复强调不能滥用苦寒之药，在临床上从脾治湿疹屡获良效。现将葛琳仪通过调护中土，治疗湿疹诊治思想思路内容详述于下。

顾护中土立论，一则脾胃同居于中焦，如五脏之轴，上为心肺，下为肝肾，轴运则他脏皆转，如黄元御在《四圣心源》中提出的“土枢四象，一气周流”生理观，即土为中枢，脾土宜左旋上升，脾升肝肾亦升，胃气宜右旋下降，胃降心肺亦降，故气机升降相宜也。《黄帝内经》曰：“出入废则神机化灭，升降息则气立孤危。”亦是此理，若脾失健运，水湿不化，侵袭、留滞于脏腑经络肌表，使气机升降运行受阻，故病湿疹也。后世如叶天士在《临证指南医案》中曰：“脾胃之病，虚实寒热，宜燥宜润，固当详辨，其于‘升降’二字，尤为紧要。”而补土派治疗湿疹亦重视恢复中土的斡旋功能，如李东垣在遣方用药时也常常加入调节升降之药，用意仍是如此。二则湿邪重浊黏滞，而脾主运化水湿，脾虚水湿不归正化，郁而化热，难以速除，缠绵难愈，故而顾护中土，祛除湿邪，湿热之邪尤为重要。对于湿疹治法上忌用苦寒之药，因苦寒败中土，中土虚衰，湿滞难除，反生他变。

3. 验案举隅

患者刘某某，女，65岁，退休。2017年5月18日，双下肢红斑、丘疹月余，伴渗出、结痂，瘙痒剧烈，夜间尤甚，脘腹胀满，寐纳欠佳，大便溏稀，舌淡红，舌体胖大边有齿痕，苔稍腻，脉滑。过敏原、血常规检查等未见异常。口服抗组胺药物，自觉效果不明显，皮疹、瘙痒均无缓解。拟诊湿疮（湿疹），辨证属脾虚湿热，治宜健脾化湿为主，佐以祛风止痒，拟自拟方具体处方如下：炒黄芪30g，炒党参15g，麸炒白术12g，防风10g，白鲜皮15g，地肤子10g，制厚朴12g，白豆蔻 6g（后下），陈皮 10g，黄连 3g，干姜 6g，苦杏仁 9g，大枣 15g，炙甘草 6g，治疗 2 周。

二诊：瘙痒明显减轻，红斑丘疹少量消退，舌淡红，舌体胖大边有齿痕，苔稍腻，脉滑。予以原方续进 4 周。

三诊：湿疹基本痊愈，寐纳可，二便调，舌淡红苔薄白脉滑。嘱其生活方式调理。

【按】本案患者为老年女性，年过六旬，年老素体脾虚，失于健运，湿邪内生，郁久化热，湿热相搏于肌肤，加之风邪，内外合病，故见皮疹、瘙痒等；脾失健运，水谷物质难以消化吸收，故食欲不振、脘腹胀满；中焦脾虚水湿，故大便稀溏；舌体胖大边有齿痕，苔腻，脉滑，均为脾虚湿热之证。中医诊断：湿疮，证属脾虚湿热，方中重用黄芪、党参补气健脾，治疹之源，白术健脾渗湿，助黄芪加强益气之功，少量黄连清热燥湿，厚朴燥湿行气，干姜温中以助运化，杏仁利肺气以

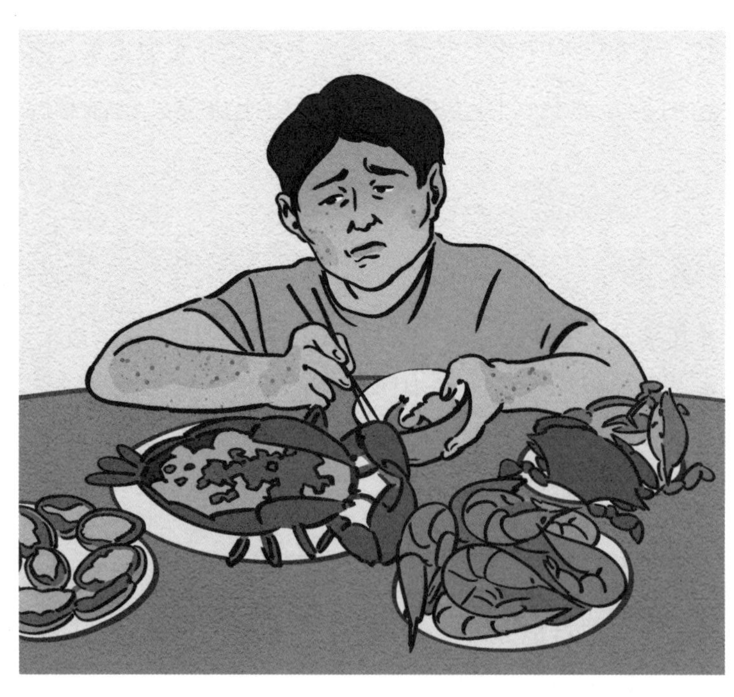

布津液，防风善祛风邪，佐以白鲜皮、地肤子增强止痒之效，炙甘草调和诸药，全方共奏健脾化湿、祛风止痒之功。

（二）慢性荨麻疹

慢性荨麻疹是一种常见的变态反应性皮肤疾病，以躯干部、双下肢和颜面部不定时出现红色或苍白色瘙痒性风团，时隐时现，突然发生，迅速消退，不留任何痕迹为特征。具有反复发作、难以根治的特点，一年四季均可发病，男女老幼皆可罹患此病。其发病机制尚不明确，西医常采用抗组胺或激素等对症治疗，虽然能在一定程度上缓解病情，但停药后容易反复，难以根治，严重影响患者的工作、学习和生活。

1. 中医辨病

古代医书中并未有“荨麻疹”这一病名，但与其临床表现相似的病名有迹可循，如“瘾疹”“赤疹”“白疹”“鬼饭疙瘩”等，最早的记载见于《素问·四时刺逆从论》，曰“少阴有余，病皮痹隐疹”。后世医家也对荨麻疹有诸多论述，如《舟仙厝述·瘾疹》中记载“瘾疹多属于脾，以其隐隐在皮肤之间发而多痒，或通身红者或不红者也”，明代戴元礼《证治要诀·发丹》曰：“瘾疹，病此者，有人一生不可食鸡肉及章鱼动风之物，才食则丹随发，以此见得系脾风。”由此可见荨麻疹发病多与脾土相关。

葛琳仪认为慢性荨麻疹反复发作，给患者带来巨大的痛苦，临证治疗慢性荨麻疹多从“脾肺气虚”“脾虚湿蕴”论述，强调治“脾”的重要性，屡获良效。

2. 脾肺气虚，脾虚湿蕴为主要病机

脾属土，为后天之本，气血生化之源。脾病或因饮食不节，饥饱

无常，损及脾胃；或因情志失常，肝气郁结，横克脾土；或因脾胃素虚，则生化乏源，土不生金，腠理不得充实，抵御邪气的功能减弱，风邪乘虚侵袭而病也。如明代薛己《外科枢要·赤白游风》曰：“赤白游风属脾肺气虚，腠理不密，风热相搏。”隋代巢元方亦有同样的学术思想，认为本病是禀赋不足，卫外不固，风邪乘虚侵袭，客于肌表所致，“人皮肤虚，为风邪所折”。此脾肺气虚证治宜补益脾肺、祛风止痒，以玉屏风散为主加减而治之，其重用黄芪以益气固表，且可加强健脾益气功效。

脾主运化津液，如《素问·经脉别论》曰：“饮入于胃，游溢精气，上输于脾，脾气散精，上归于肺，通调水道，下输膀胱，水精四布，五经并行。”若脾气亏虚，运化无权，水湿不归正化而停聚，甚至郁而化热，湿邪或湿热流注肌肤，或与风邪合而为病，营卫失和，肌肤失养，则发为瘾疹，湿性缠绵，致瘾疹病程迁延难愈，辨证为脾虚湿蕴证，治则强调健脾除湿为主，佐以祛风止痒，治以参苓白术散酌加祛风止痒药，方中重用白术、茯苓健脾化湿，若湿重则加猪苓、大腹皮，痒甚加防风、荆芥、乌梢蛇等。

3. 验案举隅

患者徐某某，男，8岁，学生，反复全身皮疹伴瘙痒难忍8年余，西药治疗后易复发，刻下全身红色斑丘疹，皮肤干燥、瘙痒，胃纳欠佳，寐安，平素大便质烂，舌嫩红苔薄，脉浮细数。辅助检查：IgE升高，血常规未见异常。拟诊瘾疹（慢性荨麻疹），辨证属脾虚，治宜六神散加减：炒党参6g，茯苓6g，麸炒白术6g，炒白扁豆10g，莲子10g，炙甘草4.5g，炒山药10g，生地黄6g，牡丹皮6g，白鲜皮10g，地肤子10g，淮小麦10g，焦六神曲6g。治疗1周，嘱忌食生冷，适当锻炼。

二诊：皮疹较前明显减少，瘙痒较前缓解，大便仍烂，纳寐可，舌嫩红苔薄，脉细数，予以原方续进 2 周。

三诊：复诊所见，皮疹减少约 7 成，瘙痒明显减轻，大便基本成形，舌嫩红苔薄，脉细，守方续进 4 周。

四诊：皮疹基本痊愈，无瘙痒，大便成形，舌嫩红苔薄，脉细。嘱其生活方式调理。

【按】本案患儿平素大便质烂，纳食不香，素体脾虚，脾为气血生化之源，脾虚生化乏源，母病及子，而肺主皮毛，手足太阴两经一气，致使津血不能滋润充养肌肤，加之运化失司，水湿不归正化，湿邪或湿热流注肌肤；脾失健运，水谷物质难以消化吸收，故食欲不振；舌脉典型，中医诊断为瘾疹，辨证属脾虚，方用六神散加减。重用党参、白术、茯苓补气健脾渗湿，辅以白扁豆、山药、莲子，共奏健脾化湿之效，佐以白鲜皮、地肤子增强止痒之效，则病愈也。

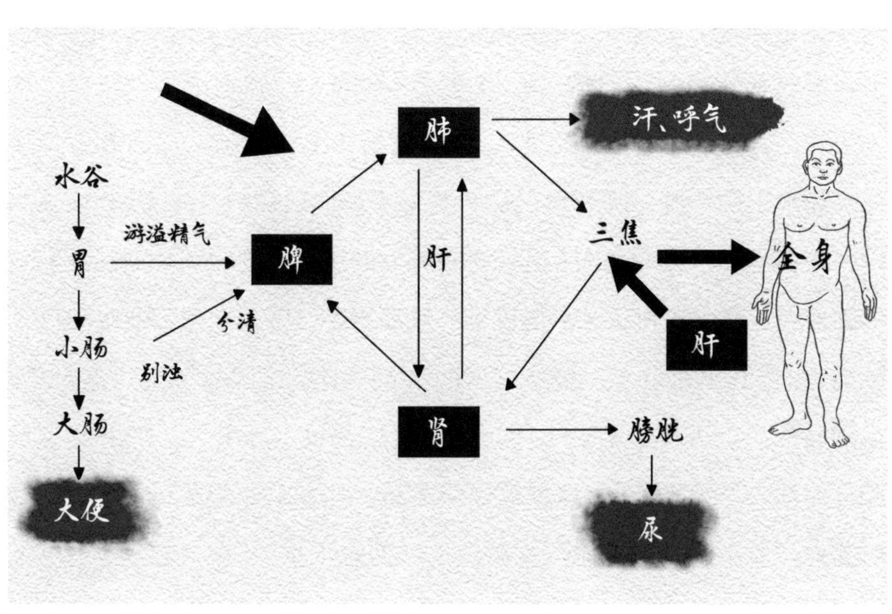

三、鼻　衄

鼻衄即鼻出血，是由鼻、鼻窦及邻近部位局部病变或多种全身疾病引起的常见症状，或单侧出血，或双侧出血，常表现为间断性反复发作，可发生于任何年龄，尤多见于青少年，其发病无明显季节性。

1. 病因病机分析

根据临床表现，鼻衄归属于中医“血证”范畴，血证首见于《黄帝内经》。有“衄血”“有衄”“鼽衄”等称。对于发病机理，多认为是“动者多由于火，火盛则迫血妄行；损者多由于气，气伤则血无以存”，即鼻衄为火热伤络或气不摄血所致也。中医从整体入手，调整脏腑阴阳平衡，故止血彻底而有效。

《灵枢·百病始生篇》曰：“阳络伤则血外溢，血外溢则衄血。”这是鼻衄火热伤络的病理学基础之一，若平时喜食肥甘滋腻，不节膏粱厚味，损及中焦脾胃，失于健运，湿热内生，循经上炎，损伤阳络，迫血妄行而致鼻衄，即热伤血络也。《素问·经脉别论篇》曰：“饮入于胃，游溢精气，上输于脾，脾气散精，上归于肺。”因此，脾热亦会循经上归于肺，肺开窍于鼻，热乘于鼻而致鼻衄，故《四圣心源》以“肺胃不降，火炎金伤”为鼻衄的辨证准则。又如《寿世保元》曰：“衄血者，鼻中出血也，阳热怫郁，致动胃经，胃火上烈，则血妄行，故衄也。”其出血量大，色深，多伴有口干引饮、消谷善饥、口臭身热、齿龈肿痛等，大便干结，小便短赤，舌红苔黄，脉洪大，平素应少食肥甘厚味、辛辣及油炸、酒酪等燥热之品，祛除脾热之源，如《医方考》所载：“若不绝酒而徒用药抱薪救火，何宜于事？”

2. 从脾治热、治虚

葛琳仪临证治疗鼻衄多强调从“脾热”“脾虚”论治，主张顾护中土，屡获良效。

治疗本病，葛琳仪主张顾护中土，在本病治疗中的运用：①脾虚湿热内生，循经上炎，损伤阳络，迫血妄行；②脾虚气血生化乏源，难以上承滋养鼻窍；③脾虚清阳不升，浊阴不降，邪毒滞留；④脾虚统血失司，血不循经，渗溢于外。

正如《外科理例》强调首重脾胃，一则脾乃气血生化之源，主运化水谷精微，若脾虚生化乏源，运化失司，难以上承滋养鼻窍，鼻部肌肉失去濡养而致局部黏膜溃疡和糜烂；二则脾主运化水湿，升清降浊，而鼻位于人体之上部，为清阳之窍，若脾虚清阳不升，浊阴不降，则邪毒滞留于鼻而致病；三则脾主统血，若脾气亏虚，统血失司，血不循经，脱离脉道，渗溢于鼻窍而致鼻衄，其出血量或多或少，色淡红，多伴有面色少华、神疲倦怠、少气懒言、食欲减退，尿色浅，舌淡苔薄，脉缓弱，治宜健脾益气，养血止血，方用归脾汤酌加止血药物，以达益气养血止血之效。

黄元御提出“医家之药，首在中气”，脾胃居于中焦，心肺居上，肝肾居下，凡心肺肝肾出现虚实克胜之变，必会影响中气，即四脏有一不平，中气必为之受伤。脾胃乃一身升降之气的枢纽，脾气宜升，胃气宜降，若中气受伤，则升降失常，亦必会累及心肺肝肾诸脏。若中气旺，肝脾左升，血不下泄；肺胃右降，血不上溢。若中气亏虚或湿郁中土，枢转不能，致使肺胃逆升，君相之火不降，则上流于口鼻，此即火载血上行，逆也，复用凉药强为降下，名为下降，实是寒中，中寒则火愈逆而血愈升，即在该病治疗过程中若服用大量寒凉药，反而损伤脾胃加重病情，治宜先理中土，再降君相，火降则血不上行，故强调顾护中土，正如“金元四大家”之一李杲所言“人以胃气为本”“内伤脾胃，百病由生”，故葛琳仪综合各家学说，在临床不断摸索，采取一套“调理脾胃”为主的治疗方法，即所谓“土厚火自敛”。

3. 验案举隅

患者李某某，女，32 岁，技师，因“鼻出血反复发作半年”就诊，患者素来体形偏瘦，鼻出血反复发作半年，多次使用止血药物，效果不佳。其临床表现为鼻出血量少、色淡红，面色少华，神疲倦怠，少气懒言，偶心悸，头昏耳鸣，胃纳欠佳，大便黏，夜寐欠佳，舌淡苔白，脉细弱。血常规、凝血类未见明显异常。拟诊鼻衄（鼻出血），辨证属心脾两虚。治拟健脾养心，益气养血为主，佐以止血，方用归脾汤加减：麸炒白术 12g，党参 15g，蜜黄芪 20g，酒当归 12g，炙甘草 10g，茯苓 12g，龙眼肉 12g，大枣 15g，仙鹤草 15g，茜草根 12g，神曲 20g。7 剂，日 1 剂，水煎服，同时嘱适当锻炼。

二诊：患者鼻衄基本消失，仍神倦懒言，无头昏耳鸣心悸，胃纳尚可，夜寐安，二便调，舌淡红苔薄白，脉细弱，原方续进 28 剂。

三诊：症状基本消失，精神状态明显好转，舌淡红苔薄脉细。

【按】本案患者青年女性，体形偏瘦，素体脾虚，一则脾乃气血生化之源，其生化乏源，鼻部肌肉失于滋养而致局部黏膜溃疡和糜烂；二则脾主统血，若脾虚统摄失司，血不循经，脱离脉道，渗溢于鼻窍，临床表现为鼻衄，量少色淡，而面色少华，神疲少气，头昏心悸等症亦是脾虚气血不足之象，舌脉典型，予以归脾汤健脾养心，益气养血，佐以止血，方用黄芪、党参、茯苓、白术、甘草补心脾之气；当归、大枣、龙眼肉补心脾之血，神曲健脾开胃，佐以仙鹤草、茜草根止血，诸药合用，以达健脾养心，益气养血止血之效。

四、咳　嗽

咳嗽是肺系疾病中常见的一种非特异性症状，具有清除呼吸道内分泌物或异物的保护性作用，但剧烈、频繁的咳嗽会对患者的工作、生活和社会活动造成严重的不良影响。咳嗽病名首见于《黄帝内经》，传统医学认为咳嗽病因不外乎外感六淫脏腑内伤，致使肺失宣降，肺气上逆，因此凡影响肺失宣降的疾病均可引起咳嗽，或作为主症单独出现，或作为肺及其他脏腑病变的兼证出现，故《黄帝内经》曰："五脏六腑皆令人咳，非独肺也。"

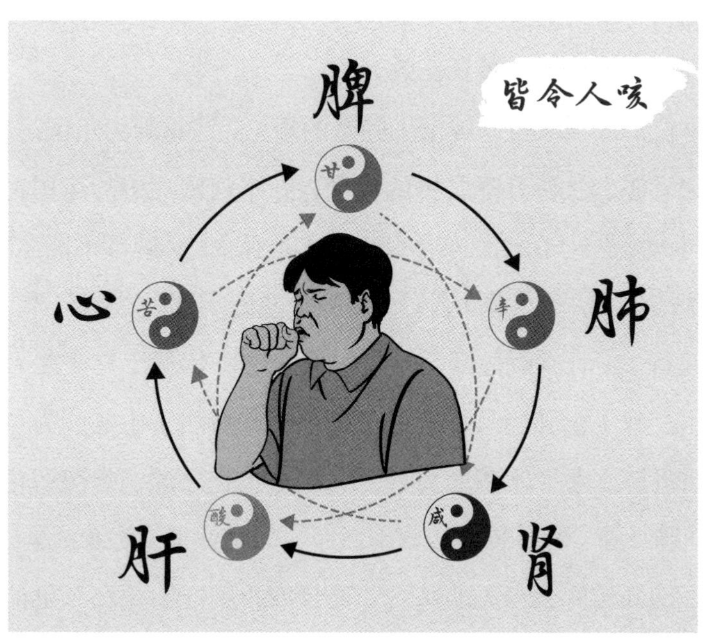

1. 病因病机分析

《素问》中最早载有咳嗽病名，如《素问・阴阳应象大论第五》曰："秋伤于湿，冬生咳嗽。"《素问・阴阳应象大论篇第五》曰："西方生燥，燥生金，金生辛，辛生肺，肺生皮毛，皮毛在肾，肺主鼻……在声为哭，在变动为咳。"咳嗽又分为咳和嗽，有声无痰为咳，有痰无声为嗽，金代医学大家刘完素《素问·病机气宜保命集》曰："咳谓无痰而有声，肺气伤而不清也；嗽是无声而有痰，脾湿动而为痰也。咳嗽谓有痰而有声，盖因伤于肺气动于脾湿，咳而为嗽也。"

2. 从"痰""虚""气"治咳嗽

咳嗽的病因病机较为复杂，"非独肺也"，难治性咳嗽尤其如此。由于脾湿不归正化，变生痰浊上犯，肺气上逆而作咳嗽，故而咳嗽发生与脾土的关系不言而喻。正如沈金鳌《杂病源流犀烛·咳嗽哮喘源流》曰："脾不伤不久咳。"提示咳嗽日久应关注脾之不足。葛琳仪临床治疗咳嗽尤重脾胃，临证多从"痰""虚""气"三要素探讨咳嗽的发病机理，振奋脾气，屡获良效。

葛琳仪治疗咳嗽强调脾土生肺金的理论，注重脾为水湿运化之枢、气血生化之源、气机升降之枢的概念，在本病治疗中的运用：①脾虚运化失司，水湿不归正化，变生痰浊，上犯肺金；②脾虚不能濡养肺金，肺弱卫疏；③《四圣心源》云："盖脾土左旋，生发之令畅，胃土右转，收敛之政行，故清凉而化辛金"。肺气之敛降依赖于胃土之右转。葛琳仪指出，脾土生肺金具体的涵义延伸为脾胃居于中焦，为"后天之本、十二经脉之源、水谷之海"，为气血生化之源、水湿运化之枢，并与心、肺、脾、肾等各脏腑紧密联系，如张仲景《伤寒论》曰："见肝之病，知肝传脾，当先实脾。"而"四季脾旺不受邪"更能体现脾胃作为后天之本及枢纽的作用。肺、脾在生理上相生，"肺为主气之枢，脾为生气之源"，土生金表现在两个方面，一则水谷运化，即肺维持自身生理活动所需的水谷精微物质需依靠脾气运化而成；二则津液代谢，肺气宣降行水、输布津液的功能有赖于脾主运化水饮、散精输肺做保障，肺脾两脏协调配合，相互为用。如《素问·经脉别论篇第二十一》曰："饮入于胃，游溢精气，上输于脾，脾气散精，上归于肺，通调水道，下输膀胱，水精四布，五经并行，合于四时五藏阴阳，揆度以为常也。”此乃脾土生肺金的理论基础。

同时，从病理角度而言，脾土与肺金存在着“母病及子”的关系。随着生活节奏加快，人们往往饮食作息无规律，或是饥饱无常，或是忧思过度，皆可导致脾胃中枢功能受损，或是素体脾土不足，脾失健运，水湿不归正化，变生痰浊上犯肺金，肺气上逆而作咳嗽，且湿性重浊黏滞、缠绵难祛，其病势往往缠绵难愈而作久咳久嗽。而老年人易患咳嗽实乃脾胃虚弱，运化失常，水湿停聚而生痰饮，上犯肺金，而病咳嗽，如清代康应辰认为：“老年人或素体虚衰者，患咳嗽不已，累月经年，乃因脾胃虚弱，因其脾胃虚衰，无论外感内伤，稍碍脾胃，即不能健运，痰涎本精化之渣滓，非嗽不能出于痰孔也，故易患咳嗽。”但痰湿犯肺型咳嗽当与宿痰伏肺型哮病相区别。本病之邪尚在于络，治疗上可用芳香透络法，药用豆蔻、佩兰、藿香、石菖蒲等，芳香醒脾，振奋中气；淡渗利络法，用薏苡仁、茯苓、竹叶、茵陈等；温润平络法，用杏仁、紫菀、款冬花等；泻痰畅络法，药用葶苈子、桑白皮等；清热化痰通络法，用浙贝母、射干、竹茹、枇杷叶等。总之，健运脾土，宣畅肺络，痰邪自解，即“大气一转，其气乃散”。

从六经气化而言，手太阴肺经，足太阴脾经，手足太阴两经一气，从五行相生相克，中焦脾土亏虚，母病及子，不能濡养肺金，肺弱卫疏，外邪易于侵袭，肺失宣降而致咳嗽。如明代大家薛已认为咳嗽病因多为脾肺虚损，脾土生肺金，脾土亏虚，母病及子，引起肺虚肃降失常，故气上逆而作咳，其以补脾为治疗的第一大法。脾气化精，脾气足则精有借升之力上归于肺，肺金得以濡养，肺气遂得宣降，常用理中汤、补中益气汤、四君子汤、二陈汤等补脾之药。叶天士也认为，“劳损咳嗽，用建中法得效。乃无形之气受伤，故益气之药气醇味甘，中土宁，金受益”。此即为虚则补其母，后期脾土亏虚，肺金失养所致的久咳

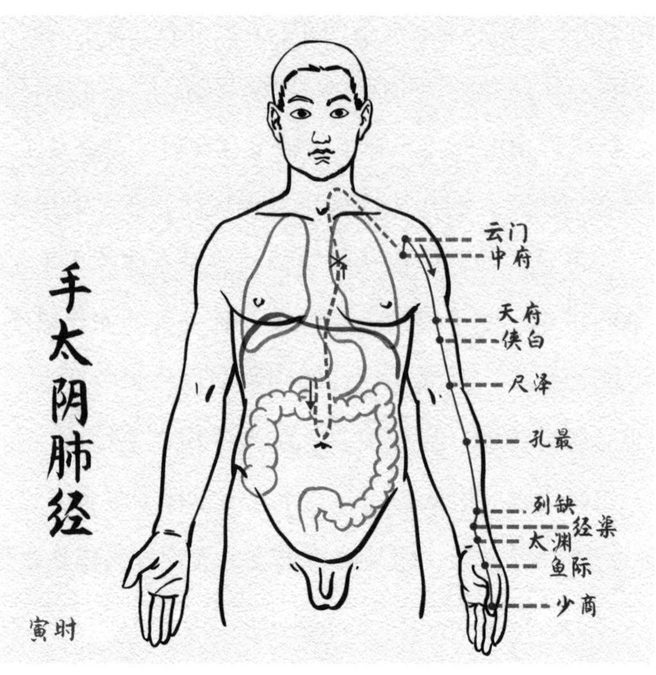
手太阴肺经
云门
中府
天府
侠白
尺泽
孔最
列缺
经渠
太渊
鱼际
少商
寅时

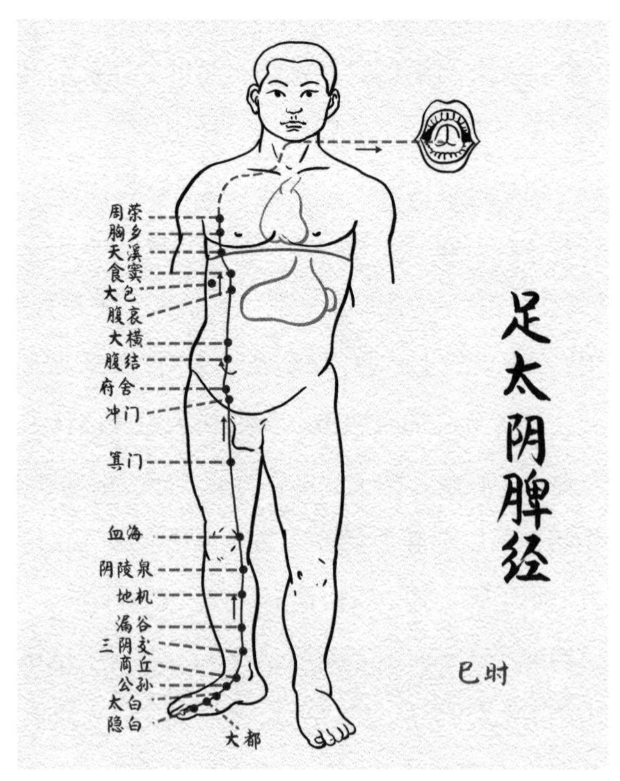
足太阴脾经
周荣
胸乡
天溪
食窦
大包
腹哀
大横
腹结
府舍
冲门
箕门
血海
阴陵泉
地机
漏谷
三阴交
商丘
公孙
太白
隐白
大都
巳时

久嗽，亦需以固本足太阴脾经为主，治宜益气健脾为主，培土生金。

同时，从五脏气机角度而言，阳明为全身最大降机，清代岐黄大家黄元御也认为，咳嗽与肺胃有着密切的关系。黄师提出“医家之药，首在中气”，中气健旺，水谷入胃，脾升胃降，共同完成气机升降运动，即一气周流也，而正常的脾胃升降功能保障五脏六腑升降功能的正常；也如李东垣《脾胃论》曰：“脾胃虚则九窍不通。”咳嗽乃肺气上逆而作，故降肺气是治疗咳嗽的基本方法之一，而肺气敛降又依赖于胃土右转，即黄元御《四圣心源》曰：“胃土右转，肺金顺下，雾气降洒，津液流通，是以无痰；呼吸安静，上下无阻，是以不嗽。胃土上逆，肺无降路，雾气堙塞，故痰涎淫生，呼吸壅碍，则咳嗽发作。”

综上，临证以“五行相生”“一气周流”理论为基础，治疗咳嗽多从“痰”“虚”“气”三要素探讨，强调振奋脾气，则肺金得养，痰湿得化，气机得降，则愈也。

3. 验案举隅

患者杨某某，女，65 岁，农民。因“咳嗽 3 月”就诊。患者反复咳嗽 3 个月，干咳无痰，遇油烟异味后咳剧，无畏寒发热，无鼻塞流涕，无头昏头痛，口黏，胃纳欠佳，夜寐安，大便黏腻不爽，舌红苔黄厚腻，脉细。否认吸烟饮酒史。肺功能激发试验阳性，血常规、胸片等未见明显异常。拟诊咳嗽（咳嗽变异性哮喘），辨证属脾虚湿热，治拟健脾清热化湿，佐以养肺，方用三仁汤加减：豆蔻 6g（后下），茵陈 12g，广藿香 6g，滑石 15g（先煎），杏仁 10g，竹茹 15g，石菖蒲 10g，制厚朴 15g，浙贝母 10g，射干 10g，蜜枇杷叶 15g，葶苈子 10g，蜜桑白皮 10g，羊乳参 15g，人参叶 15g。7 剂，日 1 剂，水煎服，同时嘱适当锻炼，清淡饮食。

二诊：患者咳嗽已较前明显缓解，痰黄易咳出，胃纳尚可，夜寐安，大便稍黏，舌红苔黄腻，脉细，原方续进 7 剂，稍佐健脾化湿之品。

三诊：咳嗽基本消失，无口黏，胃纳可，夜寐安，大便基本成形，舌红苔稍黄腻，脉细。嘱其生活方式调理。

【按】本病例患者为老年女性，素体脾虚，水湿不归正化，郁久湿热内生，故口黏，大便黏腻不爽；湿热变生痰浊上犯肺金，肺气上逆而作咳嗽；舌红苔黄厚腻乃湿热之象，脉细乃脾虚之象也，中医诊断为咳嗽，辨证属脾虚湿热，治宜健脾清热化湿为主，佐以养肺，常以三仁汤为基本方，随证加减。方用豆蔻、广藿香、石菖蒲芳香醒脾；薏苡仁、茵陈淡渗利络；羊乳参、人参叶润肺；葶苈子、桑白皮泻痰畅络；杏仁温润平络；浙贝母、射干、竹茹、枇杷叶清热化痰通络，脾气振奋，肺络通畅，则宿根难成，避免向典型哮喘转化，此亦为培土生金，土健而痰浊除，肺金得以濡养，病愈也。

五、心　悸

心悸，是中医学病名，指患者自觉心中悸动不安，时作时止，甚至不能自主，难以忍受的一种病症。发作时伴有胸闷、气短、头晕、乏力等，常见于各种心脏疾病，如阵发性室上性心动过速、期前收缩等，也可见于低血糖、甲状腺功能亢进、贫血等多种疾病。同时也与患者的精神因素有关，如过度紧张。其频繁发作可严重降低生活质量，甚至危及生命。

关于心悸症状的描述，最早见于《黄帝内经》，载有“心下鼓”“心动”。医圣张仲景在《伤寒论》中也载有“心动悸”“心下悸”等，“伤寒，脉结代，心动悸，炙甘草汤主之”“太阳病发汗，汗出不解，其人仍发热，心下悸，头眩，身瞤动，振振欲擗地者，真武汤主之”。金元之后有了明确的“心悸”命名，按病情之轻重，又可分为“惊悸”“怔忡”。其中，惊恐、劳累等外因引起，时发时止，不发时如常人，全身情况较好，其症较轻，谓之惊悸；并无外惊，每由内因引起，心中惕惕不安，发无定时，不能自主，全身情况较差，病情较重，谓之怔忡。

1. 病因病机分析

心悸发病与多种因素相关联，如情志不遂、饮食不节、劳累过度等。其病位在心，与脾土关系最为密切，与肝、肾、肺等脏也有一定的关联，故有“五脏皆能令心衰也，然非独心也”。其病机不外乎虚实，如隋代巢元方《诸病源候论》中将心悸病机分为心气虚与心血虚，心虚失养导致心悸；而元代朱丹溪认为心悸病因主要为虚、痰，虚多为血虚不能养神，而痰多上犯致胸阳阻滞。

2. 从虚、痰，心病治脾

心主行血，脾主统血，脾虚气血生化不足，心神失养。脾虚运化失司，水湿不归正化，变生痰浊，痰上犯心。对于治疗心悸，葛琳仪非常注重脾胃气机升降，脾胃为气血生化之源，脾胃中土斡旋失司，心肾不交，心悸失眠。脾胃失于运化，气血生化不足，心主血脉，血脉无充盈，则现心悸，葛琳仪临证认为心悸病因主要为虚、痰，主张“心病治脾”，屡获良效。

脾胃居于中焦，为“后天之本、十二经脉之源、水谷之海”，为气血生化之源，人在出生后，生命的维持以及自身生理活动所需的水谷精微物质均需依赖脾胃的运化而成。此外，据十二经脉循行思路，心与脾通过手少阴心经与足太阴脾经相互影响，心主行血，脾主统血，二者协作，以使血液在脉中正常运行；又因脾在志为思，思志与心神相关，“思出于心，而脾应之”。过食肥、腻、寒凉食物，或是饮食不节，暴饮暴食，或是思虑过度，或是素体脾胃亏虚，气血化生乏源，难以布达全身，心神失养，故而心悸。日久则心脾更虚，心神失守，心悸更重，常伴有疲乏、健忘、纳食不馨，面色㿠白，舌质白，脉缓而无力等。临证治疗宜心脾双补，气血两顾，以归脾汤加减。本方重用黄芪、人参、白术、甘草补心脾之气；当归、龙眼肉补心脾之血；以酸枣仁、茯神、远志达宁心安神之功；另酌加木香，既可补而不滞，又可通脾奉心，以发挥诸药之疗效。亦可用小建中汤补脾益心，如仲景《伤寒论》曰："伤寒二三日，心中悸而烦者，小建中汤主之。"

脾主运化水湿，若饮食不节致使脾土受损，其运化功能亦会受到影响，水湿不归正化，变生痰浊，痰上犯心，导致胸阳阻滞，形成痰饮凌心型心悸，伴胸闷气短加重，头昏目眩、食欲不振等表现，舌淡红苔白腻，脉弦滑。如《丹溪手镜·悸》中就有关于"心悸"和"痰"的描述："痰饮者，饮水多至心下悸，心火恶水，心也不安。"而由于饮邪属阴，无论停于何处，均易阻遏阳气，故仲景以"病痰饮者，当以温药和之"的治疗原则，用温阳的方法来治痰饮凌心型心悸，用干姜、细辛、五味子配伍使用温化痰饮。葛琳仪在治疗心悸时，常引用唐代孙思邈心病治脾的思想，《备急千金要方》曰："心劳病者，补脾以益之，脾旺则感于心"。脾喜燥而恶湿，土爱暖而喜芳香，通过温里、芳香、补益等药物醒脾、健脾、运脾，醒复脾之神机，常用白术、人参、甘草等。白术性甘温、苦，甘温可补益脾气，苦可燥化水湿；人参能益气调中；甘草味甘可入心脾。而仲景也以甘温之剂小建中汤，使脾胃健运，气血得充，阴阳调和，"虚劳里急、悸、衄、腹中痛，梦失精，四肢酸疼，手足烦热，咽干口燥，小建中汤主之"。而对于心悸的治疗，在《脾胃论》亦有描述，其以脾胃为核心，运用"升降沉浮补泻法"调整全身气机，升阳益胃，养心平悸，多用枳实、厚朴、升麻等药疏理脾胃气机。

3. 验案举隅

患者王某某，女，45岁，工人。因“心悸，胸闷、气短2月余”就诊，两月余前患者疲劳后出现心悸，胸闷气短神疲倦怠，少气懒言，时有头昏，胃纳欠佳，夜寐欠安，二便尚调，舌淡红，舌体胖大，苔稍腻，脉细弱。近1周来诸症加重。心电图、心脏彩超、肌钙蛋白、心肌酶谱等均未见明显异常。拟诊心悸（心脏神经官能症），辨证属心脾两虚，治拟健脾宁心，益气养血，方用归脾汤加减：麸炒白术12g，人参10g，蜜黄芪15g，酒当归12g，炙甘草10g，大枣15g，茯神15g，

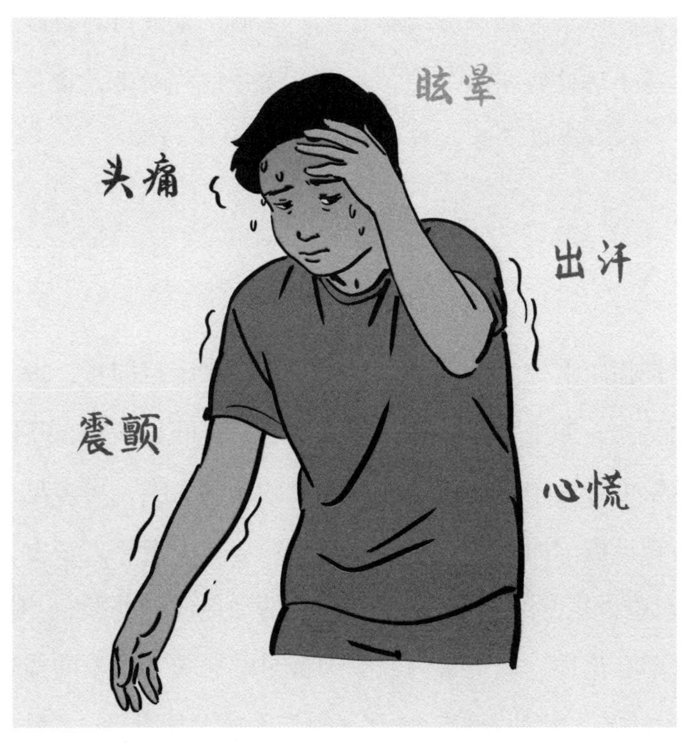

龙眼肉 15g，炒麦芽 10g，炒谷芽 10g，百合 10g，莲子 10g。7 剂，日 1 剂，水煎服。

二诊：患者心悸、胸闷、气短明显减轻，精神状态较前好转，胃纳尚可，夜寐安，二便调，舌淡红，舌体胖大，苔稍腻，脉细弱。原方续进 28 剂。

三诊：症状基本消失，舌淡红，舌体胖大，苔薄，脉细，嘱其生活方式调理。

【按】本案患者为中年女性，素体脾虚，脾乃后天之本，气血生化之源，若脾虚化生乏源，难以布达全身，心神失养而致心悸，而胸闷气短、倦怠少气亦是气血两虚之象，舌脉典型。中医诊断为心悸，辨证属心脾两虚，予以归脾汤加减、健脾宁心，益气养血，本方重用黄芪、人参、白术、甘草补心脾之气；当归、龙眼肉补心脾之血；佐以百合、莲子达健脾宁心安神，谷芽、麦芽健脾助运，诸药合用，使心脾气旺，心血得以濡养，则心悸自消。

六、眩　晕

眩晕是临床上较为常见的症状之一，轻者闭目即止，重者天旋地转，不能站立，如坐车船，往往伴有恶心、呕吐、冷汗、甚则昏厥等症状。眩晕可分为中枢性眩晕和周围性眩晕两大类，可多见于脑动脉硬化、听神经瘤、内耳性眩晕、神经衰弱等，中老年人多发，其反复发作，会对患者正常的工作、生活和社会活动造成不良影响。对于眩晕，历代医家多有论述，《黄帝内经》中最早载有关于眩晕的描述，称为“眩冒”，并有“诸风掉眩，皆属于肝”及“上气不足”“髓海不足”等论述。

1. 病因病机分析

眩晕首见于《黄帝内经》，关于眩晕的认识，发展于金元时代，至明、清两代对眩晕认识日臻完善，后世医家也多有论述，如河间崇风火，丹溪力倡痰，景岳主虚等。其基本病机不外乎虚实两端，发病与风、火、痰、瘀、虚等多种病理因素相关，如情志不遂、饥饱无常、跌扑损伤、年高体衰、病后体虚等。但究其病位在清窍，病变脏腑主要涉及肝、脾、肾，三脏功能失调，清阳不升，浊阴不降，浊阴充塞清阳之位，上实下虚，故而眩晕也。如《灵枢·五乱篇》曰："清阳在阴，浊阴在阳，营气顺脉，卫气逆行，清浊相干，乱于头，则为厥逆，头重眩仆。"若肝脾肾功能正常，清阳上升，浊阴沉降，气机升降条畅，清窍空灵，

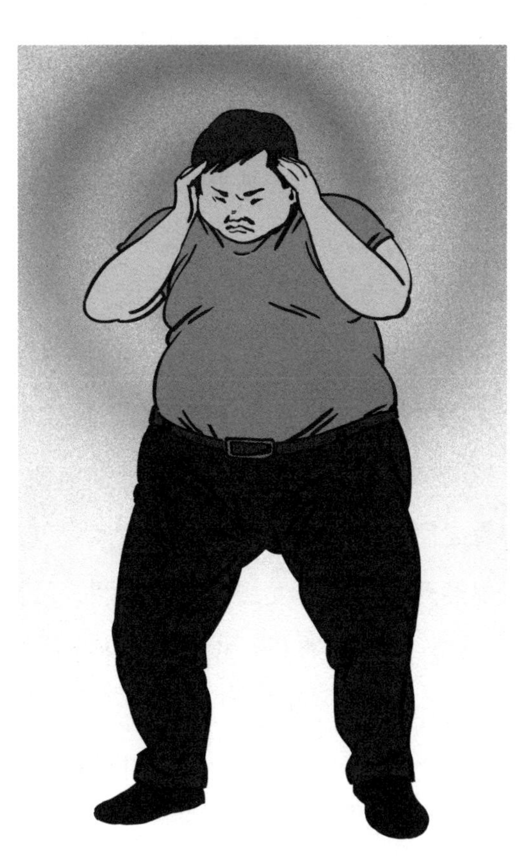

则眩晕不作。而对眩晕的认识，朱丹溪主张“无痰不作眩”“治痰为先”，张介宾主张“无虚不作眩”，对其病因病机有“虚者居其八九，而兼火兼痰者不过十中一二耳”之说。

2.“气机失常”“痰”“虚”三位治眩

综上，如河间崇风火，丹溪力倡痰，景岳主虚，葛琳仪临证治疗眩晕多强调“气机升降”“无痰不作眩”“无虚不作眩”，主张以调理脾胃功能为关键，治宜健脾胃，祛痰湿；益气血，升清阳，屡获良效。

升降出入，无器不有，脾胃为气机升降之枢纽，脾主土，水谷之气入脾胃化生中气，中气旺则气机升降出入不失其常，即脾胃升降，一气周流也。黄元御在《四圣心源》中也提出了“土枢四象，一气周流”的生理观，即五脏本为一气，中气在五脏之间进行上升下降的圆周运动，故称脾胃为气机升降之枢。脾胃同居于中焦，连通上下，为气机升降之枢纽也，心肺居上，肝肾居下，脾气宜左旋上升，脾升肝肾亦升，胃气宜右旋下降，胃降心肺亦自然下降。程杏轩在《医述》中很形象地描述了脾胃的升降过程：脾胃吸取了精微之气以后，则“脾气散精上归于肺”，至于其糟粕则等幽门开后，从大小肠、膀胱排出体外，脾胃之间升降作用的发生，必有赖于它们之间的阴阳相互作用的统一，在矛盾统一时候，气化升降才能正常。故眩晕有枢机不利者，当升清降浊，重视酌加升清、降浊之品，升清如桔梗、柴胡、升麻、葛根等药升发脾胃之阳气。其中，柴胡能引生发之气上行；葛根、升麻为脾胃二经之引经药，轻扬升发，引脾气上腾，清阳上升，九窍通利；桔梗可载药上浮；紫菀、杏仁、枳壳、厚朴、苏梗、牛膝等药引气下行以降浊，以达升降并举，相辅相成。

脾主土，为后天之本、气血生化之源，其健运有常，化生气血，滋生精华，养于四象，故李东垣《脾胃论·脾胃虚实传变论》曰：“元气之充足，皆由脾胃之气无所伤，而后能滋养元气”。“脾胃内伤，百病由生。”随着现代生活节奏加快，社会压力增加，或因饮食不节，饥饱无常，或因思虑过度，损及脾胃功能，或因脾胃素虚，一方面脾虚水湿不得正化而内停，痰浊中阻，引动肝风，风痰上扰清窍发为眩晕，即“无痰不作眩”。如《症因脉治》曰：“饮食不节，水谷过多，胃强能纳，脾弱不能运化，停滞中脘，有火则灼炼成痰，无火者凝结为饮，中州积聚。清阳之气窒塞不通，而为恶心眩晕矣。”其症状主要表现为头昏如裹，胸闷脘痞，肢体倦怠，泛泛欲呕，食欲不振，舌淡苔白腻，脉濡滑。治疗上主张健脾燥湿祛痰，正如仲景云：“病痰饮者，当以温药和之。”方用苓桂术甘汤，重用甘淡之茯苓为君，健脾利水化饮，亦或用半夏白术天麻汤加减。方中半夏燥湿化痰，与天麻合用为治风痰眩晕之君药、要药，如李东垣《脾胃论》曰：“足太阴痰厥头痛，非半夏不能疗；眼黑头眩，风虚内作，非天麻不能除。”方中以茯苓、白术为臣健脾化湿，治生痰之源；佐以橘红理气化痰，甘草和中调药，诸药合用，以达良效。另一方面脾虚化源不足，气血亏虚，气虚清阳不升，血虚脑失濡养，发为眩晕，即“无虚不作眩”。如《灵枢·口问》云：“故上气不足，脑为之不满，耳为之苦鸣，头为之苦倾，目为之眩。”此眩晕尤多见于年迈体虚者，其症状主要表现为头昏目眩，遇劳即发，面色少华，神疲倦怠，少气懒言，偶有心慌，舌淡苔薄白，脉细而无力。治宜健脾补气养血，方选补中益气汤加减，以黄芪、党参、白术、茯苓健脾益气；当归、芍药取气能生血、气能行血之意养血；柴胡、升麻升举清阳，诸药合用，以达健脾固本之效。

总之，脾胃同居于中焦，为一身气机之枢纽，脾升则健，胃降则和，主张以调理脾胃功能为关键，治宜健脾胃，祛痰湿；益气血，升清阳。

3. 验案举隅

患者贾某某，女，34 岁，教师。因“头昏、视物旋转 1 月余”就诊，患者头重如裹，胸闷脘痞，肢体倦怠，少气懒言，胃纳欠佳，夜寐欠佳，大便稍黏，舌淡红，苔白腻，脉弦滑。平素作息不规律。血常规、生化、心电图、头颅 CT 等未见明显异常。拟诊眩晕（眩晕综合征），辨证属痰湿困脾，治宜健脾燥湿祛痰，方用半夏白术天麻汤加减：姜半夏 10g，麸炒白术 12g，天麻 15g，陈皮 15g，茯苓 15g，陈皮 10g，制胆南星 10g，豆蔻 9g（后下），大枣 15g，炙甘草 6g，升麻 10g。7 剂，日 1 剂，水煎服。同时嘱适当锻炼，清淡饮食。

二诊：眩晕减轻，稍头重，精神状态较前好转，寐纳尚可，二便调，舌淡红，苔稍白腻，脉弦滑。原方续进 7 剂。

三诊：症状基本消失，精神状态明显好转，舌淡红，苔白，脉弦滑。嘱其生活方式调理。

按：本案患者为青年女性，平素作息不规律，脾气亏虚，脾为生痰之源，脾不健运，湿不得正化而内停，灼炼成痰，痰浊中阻致清阳不升则发为眩晕，头重、倦怠、脘痞均为水湿困脾之象，舌脉典型。中医诊断为眩晕，辨证属痰湿困脾，临证当健脾燥湿化痰，方用半夏白术天麻汤加减，方中半夏燥湿化痰，天麻平肝息风而止眩晕，配伍升麻轻扬升发，引脾气上腾，清阳上升，佐白术、茯苓健脾益气，以治生痰之源，胆南星、陈皮理气化痰，甘草和中调药，诸药合用，故病愈也。

第六章

脾肾观

◎

葛琳仪作为浙派中医的代表人物，从医六十余载，最擅长中医内科疾病，尤其是脾胃病的治疗。她对于脾胃病的治疗经验丰富，认识独特，备受同道和患者的认可。同时，葛琳仪对于脾与肾的认识也有着独到的见解。肾为先天之本，脾为后天之本，在临证过程中，葛琳仪非常重视对先天肾气的固护和后天脾胃之气的养护，逐渐形成了以元气为中心，脾肾相依的观点。

一、元气起：哲学到生命本原的延伸

“元气论”又称“气一元论”。早在春秋战国时期哲学家们就对宇宙生命的起源进行了探索。老子提出“道”是一切的基础：“万物负阴而抱阳，冲气以为和。”事物由阴和阳两个方面在气化之中得到统一 。《庄子·知北游》曰：“人之生，气之聚也。聚则为生，散则为死……故曰通天下一气耳。”气一元论由此初见雏形。《荀子·王制》曰：“水火有气而无生，草木有生而无知，禽兽有知而无义。人有气有生有知亦且有义，故最为天下贵也。”荀子也认为气是天地万物的根本，故世间的物质是具有统一性的。可见，古代哲学便有了气是生命与意识的基础这一朴素认识。有关中医起源的经典文献中也有对于元气的探索与描述。《素问·天元纪大论》曰：“太虚寥廓，肇基化元，万物资始，五运终天，布气真灵，总统坤元。”此处阐述了什么是"元"。而《难经》将"元"和"气"相结合，是为"元气"，"元气"亦可称"原气"。元气始于命门，以三焦为通路输布机体各个脏腑。人体的发育成长与命门原气密切相关，并调控机体的生命活动，保证脏腑运行的基本所需。历代医家皆认同"元气"在《难经》中被视作为人体生命活动的源动力的看法。至此"元气论"从哲学范畴逐渐延伸至求索生命之原始的理论。

经过春秋战国朴素哲学观到人体本原论的推进，后世医家对元气的认识进一步深入与完善。李东垣认为，维持生命、元气的根本归于脾胃，因为人体的脏腑功能和所有功能活动均依靠气血的供养，而脾胃被称作是"气血阴阳之根蒂"，产生气和血的源头。他认为谷气是产生人体所有气的根本，脾胃之气充足才能滋养元气；脾胃之气既伤，则而元气亦不能充，故诸病之所由生。而张景岳认为，元气分阴阳，更加重视肾脏和元气的联系。《景岳全书·传忠录·命门余义》曰："命门为精血之海，脾胃为水谷之海，均为五脏六腑之本。然命门为元气之根，为水火之宅，五脏之阴气非此不能滋，五脏之阳气非此不能发。"《类经附翼·求正录·真阴论》又曰："命门之火，谓之元气，命门之水，谓之元精。五液充，则形体赖而强壮，五气治，则营卫翰数和调。此命门之水火即十二脏之化源。"

葛琳仪学习继承前人的元气论观点，并在此基础上逐步形成自己的"脾肾观"。葛琳仪认为"气"是一种精细的流动的物质；"精"也是气的一种，它指的是气的精华部分。气，既具有物质性又具有功能性：物质性体现在它是组成万物的基础，功能性体现在气的运动贯穿脏腑经络及机体功能的发挥。葛琳仪认为元气又可以称作真气，乃生命机体最原本和最关键的气，是保证机体活动所需能量最原始的动力和最基本的物质。"精"也是气的一种，它指的是气的精华部分。元气是由肾中精气所化生，又赖于后天水谷精气的培育。正气存于内，邪不可干也。正是由于元气对机体的激发、推动和鼓舞使得机体可以存正御邪，故对于疾病的防治当以固护元气为先。在治疗上葛琳仪认为补充元气固然很重要，但调和元气更加重要。补充元气与单纯地益肾元或扶助正气不同，这需要顾护脏腑的气化升发功能，尤其是肾中精气的气化和脾胃之气的滋养。在对元气论的继承和发展中，葛琳仪认识到脾肾的密切联系，为今后治脾胃不拘于脾胃而从肾论治奠定了基础。

二、元气承：先天之肾与后天之脾相互依存

葛琳仪从元气论中看到肾中精气与水谷之气的结合，又从气的物质性与功能性中看到脾与肾的联系。在此基础上，继承前人脾肾相关的观点，并进一步发展和丰富自己的脾肾观。

1. 肾蓄原阳，温煦气化为根本

肾主藏精，主五液。在志为恐，在液为唾，为胃之关。精者，生之本也。肾精与肾气通过推动、温煦和蒸腾的作用互为化生，共同组成了人体的基本物质，也是促进人体各项功能和活动的重要物质。五脏六腑之阳皆依靠通过肾阳的气化，五脏六腑之阴皆有赖通过肾精的滋养，故曰五脏之阴由此而滋，五脏之阳非此而不能化。此外，肾主五液，参与体内水液的产生、运输和排泄。水液在体内的输布主要通过肾脏的气化得以实现。肾精亏损之时则失去了濡养及滋润，五脏六腑易被外邪侵入导致疾病产生；肾气不足，气化无力，水液输布障碍易发水肿。在肾脏的生理与病理中都强调了肾脏的温煦和气化功能。

2. 脾藏万物，气血运化滋周身

脾为后天之本气血生化之源，是受纳、消化、吸收食物营养的中枢。脾主运化，是指脾具有把水谷化为精微，并发挥传输精微物质于全身的功能。脾的运化功能，可分为运化水液和运化水谷两个方面。运化水谷，即指对饮食物的消化和吸收。食物进入胃以后，对食物的消化和吸收，事实上是在胃以及小肠两个部分进行的。但胃和小肠的消化吸收需借助脾的运化，水谷才可以转换成精微物质。与此同时，借助脾的输布功能，精微物质才可到达各个脏器并且输布全身。水液运化功能即是机体水湿的运化，包括吸收、传布、布散水液，是脾主运化的一个重要组成部分。饮食中的营养物质，大部分都是液体状的，它的作用就是将人体内的水分，通过肺、肾的气化作用，转化成汗液和尿液。所以，脾的运化能力很强，能够阻止体内的水分积聚，也就能防止湿、痰、饮等病理产物的生成。相之，脾主运化功能变弱，势必会使水在人体内滞留，从而产生湿痰饮等病理产物甚至导致水肿、泄泻、湿温等病变。

3. 脾肾相关，先天后天共发展

肾藏精，为精血之海，此为先天之本；脾化生气血，为水谷之海，此为后天之本。可见脾与肾的关系，主要体现在先天与后天的互促互助关系：先天温养后天，后天补养先天。脾主运化的功能，须借助肾中阳气的温煦，这是先天温养后天。肾脏所藏之精气，有赖于脾运化水谷精微的不断补充，这是后天补养先天。脾脏功能的维持，需要肾阳的化蒸，才能保持健运，与此同时，脾运强则肾精旺盛。反之，如果脾后天能力不足，日久就会累及肾，造成肾虚。脾胃为水谷之海，肾为精血之海。《景岳全书·脾胃》曰：“人之始生本乎精血之原，人之既生，由乎水谷之养。非精血无以立形体之基，非水谷无以成形体之壮。”“水谷之海，本赖先天为之主，而精血之海，又必赖后天为之资。故人之自生至老，凡先天之有不足者，但得后天培养之力，则补天之功亦可居其强半。”

脾肾两脏的关系还表现在水液代谢方面。脾主运化，为胃行其津液，须有肾中阳气的温煦蒸化；肾主水，司开阖，使水液的吸收和排泄正常，但这种开阖作用，有赖脾气加以制约，前人用五行术语概括为“土能制水”。脾胃化生水谷精微之功，有赖于肾中元阳之鼓舞，而元阳以固密为贵，其固密又赖脾胃生化阴精以涵育。因此，如果脾虚不运，气血不畅，则会肾元亏损，继而会出现腹部胀满、大便溏薄、体重下降、腰部酸胀、耳鸣等症状。而如果肾精不足，不能温煦脾阳，形成脾肾阳虚证，就会表现为腹部冷痛、腰膝酸冷等。

中医很早就认识到了脾与肾的密切关联，其论述最早见于《素问·五脏生成篇》，“肾之合骨也，其荣发也，其主脾也。”这表明《黄帝内经》对于脾胃的作用认识深刻，意识到肾与后天脏腑的关系密切，后天化生精养先天，主要是由脾胃所化的水谷之精。东汉的著名医家张仲景在《伤寒论》中不仅对先后天脾肾两脏的病理状态进行了描述，值得引起关注的是他还提出了脾肾失调的治疗方法，即补益脾肾法。如仲景用黄芪建中汤和小建中汤等扶正气祛邪气，同时使用了八味肾气丸补充肾阳从而达到引火归原的效果，这便是最早出现的脾肾共治法。宋金元时期更多医家对这一治法进行了补充和发展，尤其是金元四大医家。其中李杲补中益气、升发脾胃清阳的益元法被后人广为推崇。由此阐发的脾胃滋养元气的理论，是元气学说发展的一个里程碑，对中医临床“以后天补先天”的治疗思想，产生了重大影响。金元医家之后，明代医家在此基础上对脾肾相关理论展开了更为翔实的论述，使这一理论渐趋成熟。薛己在《内科摘要》中提出“命门火衰，不能生土，土虚寒使之然也”“命门火衰而脾土虚寒”等观点，在治疗上善用温补，主张滋其化源。滋化源者一为补脾土，二为补肾命。李中梓的《医宗必读》首倡“肾为先天之本，脾为后天之本”。他提出理脾不拘于辛燥升提，治肾不拘于滋腻呆滞，主张补肾与理脾兼行。

此外，近代医家张锡纯也丰富了元气论的内容，其主要体现在两个方面：一是认为元气为肾间阴阳之气，因肾被看作先天之本，所以原气被视为先天之气。因此单用补气分的药物，不能补助元气。故其用药以收敛药为主，而佐之以补气药。二是张锡纯对“元气”的运行输布有独特的认识，提出肝脏为“元气”的发源之脏，他在《医学衷中参西录》中指出“元气”之上行，缘由肝而敷布”，且认为元气“在先天主施，在后天主敛，在肝主散”。

葛琳仪总结前人观点，认为脾肾学说的基本内涵是：从生理角度看，“肾为先天之本，脾为后天之本”，先后天之本相互滋生相互协助，发挥了人体生长发育过程的支持作用，使得元气充沛，气血旺盛，疾病不侵；在病理方面，若脾肾两脏互滋互济即脾肾失济时，两脏互相影响，互为因果导致疾病百生；在治疗上治脾时应不忘治肾，还应把握脾肾治疗的时机，准确辨证尤为重要。

三、元气合：三位一体多元思辨

葛琳仪临证时，注重辨证论治，掌握病因、病位、病机、中医四气五味、升降沉浮，多脏腑多角度思辨，方可取得佳效。

1. 辨病为先，用药从本

葛琳仪长于脾胃病、肺系病的论治，其中对于慢性泄泻的诊治效果尤佳。《素问・举痛论》言：“脾病者……虚则腹满肠鸣，飧泄食不化。”慢性泄泻患者久病及肾，脾肾阳气亏虚，脾失健运，肾失温煦，是为慢性泄泻之本。如此一来，一则脾气本虚，运化不力，直接影响饮食水谷的吸收，出现食积、泄泻等；二则脾虚不能为胃行其津液，水精不行停聚成湿，肾虚不能温化水湿，水湿内聚流注于大肠发为泄泻。葛琳仪主张治病必求其本，多用白扁豆、白术、党参、乌药等健脾温肾补虚治本，同时辨证佐以如莱菔子－鸡内金、紫苏梗－佩兰－厚朴、黄芩－蒲公英等消食药、化湿药、清热药治标，标本同治。同时，葛琳仪在治疗泄泻时遵循辨舌祛湿为首，辨体健脾为本，正本补肾为要的原则。在治疗泄泻时，常加入仙茅、淫羊藿、补骨脂等温肾补阳药而先后天并治以止泻。

葛琳仪经过几十年的临床实践，认为治疗久喘、虚喘的患者，除在症状严重时，辨证施治投以不同的药物治疗，在冬夏两季是治疗的最佳时机。夏季是一年中机体生长更新的旺盛时期，因而葛琳仪在“三伏”时节治疗喘证缓解期的患者时，投以温肾纳气的补骨脂、仙茅、淫羊藿、枸杞子、玉竹等品，以“冬病夏治”，往往有事半功倍之效。同时，冬主藏精，结合人们冬季习惯进补的风俗，对素有喘证的患者，在“三九”时节，症状缓解期，投以大剂量的熟地、黄精、玉竹、首乌、枸杞子、补骨脂、淫羊藿等养阴温肾之品，佐以平喘之味，制成膏滋药，或以人参、蛤蚧、冬虫夏草、七叶一枝花等焙干研粉，每日早晚适量服用，使患者肾固体健，来年春天喘证的发作可大为减少，甚至不发。

葛琳仪辨病为先：脾气虚损则水谷难吸收，水液难流注，治以补脾。用药从本：疾病久则入里，温补肾脏使肾阳充足，温煦气化有力，则脾土振奋，水谷水液畅行而泄泻止。

2. 病证结合，驭方精妙

葛琳仪临证脾胃病时，如慢性胃炎、食管炎、胃溃疡、泄泻等疾病，常用六味地黄丸。六味地黄丸出自宋代钱乙的《小儿药证直诀》。方中用熟地滋补肾阴为主，辅以山茱萸滋养肝肾，山药补益脾胃，配茯苓淡渗脾湿以助山药之益脾，泽泻清泄肾火，并防熟地之滋腻，丹皮清泄肝肾虚火，并制山茱萸之温。该方组方严谨，三补三泻，补泻结合，补中并兼清虚热。方中各药合用，补中有泻，涩中有渗，用之滋补而不留邪，降泄而不伤正，成为甘淡和平、补而不滞的平补之剂。用之滋补而不留邪， 降泄而不伤正，是通补开合的代表方。本方原为专治小儿肝肾不足之证，常称补肾阴方。许多医家以为三阴并治，“大补肝脾肾”。实则方中治脾之味过半，故谓其治肾，不如说脾肾两治。《杂病源流犀烛》解本方：“肾之蛰藏，必藉土封之力，《黄帝内经》所以谓肾合精，其主脾，不曰克，而反曰主也。罗淡生亦云：水藏土中。此前人补肾用六味，当知其入茯苓、山药之妙是已。”葛琳仪常运用六味地黄丸治疗许多脾胃病由此可见本方具有益脾效果。

葛琳仪认识疾病：六味地黄丸脾肾同补，既可用来治疗肾脏疾病也可用来治疗脾胃病。

精妙辨证：脾胃病有阴阳寒热之别。若脾胃之阴虚，则滋养肾阴之方可使用。

此外，葛琳仪认为现代人晚睡早起，思虑过度，都十分耗伤人体阴精，损伤肝肾。同时，体力活动减少不能充养阳气，故容易出现阴虚证候。使用六味地黄丸补肾滋阴的同时，常辅以健脾理气的药物，让滋阴药“动”起来，滋补又不阻碍脾胃运化。葛琳仪也经常嘱患者多活动，阳气得以宣发，阴精更易生成，如此才能阴阳平衡，恢复健康状态。

3. 多元整合，平衡阴阳

葛琳仪以善治脾胃病、肺系病、慢性病、老年病及疑难杂病等著称，她认为在现代医学快速发展的今日，求治于中医者，往往为西医不效的慢性病、老年病及疑难杂病，多属中医复杂多变的内伤病范畴，从中医病因病机学角度审视，以因邪实致本虚、由虚挟实之本虚标实、虚实错杂的病理状态为多见。治疗上既不专于祛邪，也不专于扶正，往往需要同时兼顾阴阳、表里、寒热、虚实、气血、脏腑诸方面的情况而进行全面的、综合的调整。因此，葛琳仪常用“和”法以论治现代疾病。葛琳仪认为狭义的“和”法是指和解少阳，专治邪在半表半里少阳证的治法，以小柴胡汤作为代表；广义的“和”法，泛其义为“和其不和”之法，包括和解与调和，和解是指和解少阳，调和是指通过调和阴阳、表里、寒热、虚实、升降等对立、相持的病机矛盾关系，纠正人体之偏，通调人体表里、上下，平其寒热、燥湿，调其升降、开阖，使人体阴阳、脏腑气血津液等自然而然归于和谐。简而言之可认为是调畅气血的生发，调节脾肾的调达，调整先后天的平衡。

五脏虚损，精、气、神渐衰是老年人的生理特点。老年人脏腑功能生理性的衰退，抗邪之力减弱，故外易感邪气，内易生积滞。多以肝脾肾三脏虚损为病之本，痰浊、瘀血、气滞等为病之标。临床上往往多病共存，证候虚实夹杂，故治疗时须标本兼顾，攻补兼施，虚实同治而“和”其本虚标实。如同时患有中风（脑梗死）、胸痹（冠状动脉粥样硬化性心脏病）的老年患者，脾肾两虚为其本，痰浊瘀阻为其标，取法补气活血、祛痰通络，方选补阳还五汤、牵正散合血府逐瘀汤、瓜蒌薤白半夏汤等，常用黄芪、桑寄生、怀牛膝等健脾补肾，桃仁、红花、地龙等活血祛瘀，姜半夏、胆南星、僵蚕、全蝎等祛痰通络。

老年人患病多是体虚所致，因虚致病，虚实夹杂，故治疗宜攻补兼施，祛邪不伤正。

面对现代常见疾病谱中表里寒热虚实等病情复杂多端的内伤杂病，葛琳仪善用“和”法以论治，以“和”作为根本出发点和最终目标，“和”脾与肾，“和”先天与后天。治疗时充分重视人体自和的能力，也清晰地认识到当人体偏离稳态轴，不能自行恢复时，则必须及时通过治疗，使之恢复稳态，回到阴阳协调的平衡状态。

葛琳仪关注到了临证中脾肾的关系，但提出以下几点建议：一是抓准时机，疾病久则入里，从肾治脾多在疾病中后期，切忌一刀切，过早投补滋腻使疾病延绵。二是准确辨证，肾中蕴元阳以滋脾阳，故中焦阳虚日久者可温补肾阳而温之；肾中蕴元阴以滋脾胃之阴，故胃阴虚日久者可滋阴补肾而滋之。三是重视调护，调和饮食情志达到先后天调和阴阳平衡。

葛琳仪从元气论出发探索脾肾的关系，并以此作为指导临床用药、遣方、论治的依托。在脾胃病的治疗上用药求本、驭方精妙。并将脾与肾、先天与后天的关联进行多元整合，发散到“和”法力求阴阳的平衡，形成了自己独特的“脾肾观”。为脾胃病的治疗和中医理论宝库增添了浓墨重彩的一笔。

第七章

膏方养生

◎

膏为中医膏、丸、丹、散、汤、酒、露与锭八种剂型中的一种。膏滋剂是将蜜或者糖加入中药饮片水煎剂浓缩液中制成的，具有“保健强身，抗病延年”的作用，是冬令进补的最佳剂型。中医膏方历史悠久，在中国医药学宝库中占有重要的地位。

膏方自古以来以补为大法，但葛琳仪强调膏方的治则立法不应囿于补，而应补中寓调治，调补兼施。葛琳仪认为冬令进补者多为中老年、慢性病患者，若一味地进行补益则有虚虚实实之虞。葛琳仪强调膏方应有补虚纠偏治病的双重功效，故立补虚、调治两大治则。补虚法以补养肾中精气为要，肾中精气之盛衰直接影响机体新陈代谢等生理活动，于冬藏之时补肾填精，则有利阴精积蓄、阳气潜藏，实现阴阳平衡之效。此外，葛琳仪还强调调治需结合时节、识清体质。

一、同病异治，辨质施膏

中医体质是反应人类生命活动的一种重要形式，是人体生命过程中，集先天禀赋与后天获得所形成的形态结构。体质学说，最早见于《黄帝内经》。体质学说内容广泛，以性别、年龄、禀赋、外貌、性格、心理、环境适应能力、社会地位、生活条件及临床治疗为主，为个体养生、治疗提供了指导纲领。目前公认的就是著名的“中医体质九分法”，指出亿万苍生，一种平和，八种偏颇。九种基本体质分别是平和质、阳虚质、阴虚质、气虚质、气郁质、湿热质、痰湿质、瘀血质、特禀质。

葛琳仪非常注重体质的调养，她指出，中医体质辨识是“治未病”的有效方法和重要途径，有利于个体化诊疗，提高国民健康素质。体质因素在防病治病中的重要地位，向来为历代医家所重视。中医体质与个体治疗共同构成辨证论治学说中不可分割的重要组成部分，理应引起医者的重视。通过望、闻、问、切收集患者包括脸色、声音、胖瘦、壮弱、行动、舌苔、脉象等身体状况，以判断一个人的体质。此外，葛琳仪同样重视中医体质学说在膏方中的运用，指出对个体体质类型的精准辨识，是中医治未病思想的关键着眼点。通过体质辨识、调体养生、调体阻截病传等手段而从而实现“未病先防，既病防变”的目的。膏方则是葛琳仪实现治未病的有效手段之一。

（一）体质与发病

葛琳仪在诊病过程中非常注重望诊，往往通过望诊能快速识别患者的形体状态。人体之正气盛衰，无外乎抗病能力强弱，亦属于中医体质之范畴。《黄帝内经》所述“正气存内，邪不可干”“邪之所凑，其气必虚”等，即从整体揭示了体质与发病的关系。对于医生而言，如诊病面对的是火型体质患者，则容易同气相求，少阳热化，出现口干心烦等症状。因此，需要结合体质辨识，截病势。对医生而言，《黄帝内经》中的五行人具有良好的识别性，可以广泛的与临床疾病治疗相结合。

体质对疾病的发生与发展具有密切的关联，葛琳仪常道，体质差异，方药需权变，正所谓“因人制宜”。她常引用张锡纯所言：“人之禀赋随天地气化为转移，古今之气化或有不同，则今人与古人之禀赋，其强弱厚薄偏阴偏阳之际不无差池，是以古方用于今日，正不妨因时制宜而为之变通加减也。”是故我们面对的是一个一个不同的患者，我们处方遣药时需要把体质因素考虑进去。

（二）体质与膏疗

体质九分法目前已有成熟的分类原则，辨识工具，容易被百姓所接受，在治未病中确乃最使用，最易被接受的工具，目前在各大医院治未病中心、体检中心、健康管理中心都运用极为广泛，通过智能问卷方式，可以让患者快速了解自己的体质状态，如有偏颇，可以便捷获得调治处方方向。以下为九种体质特点及葛琳仪处膏特点。

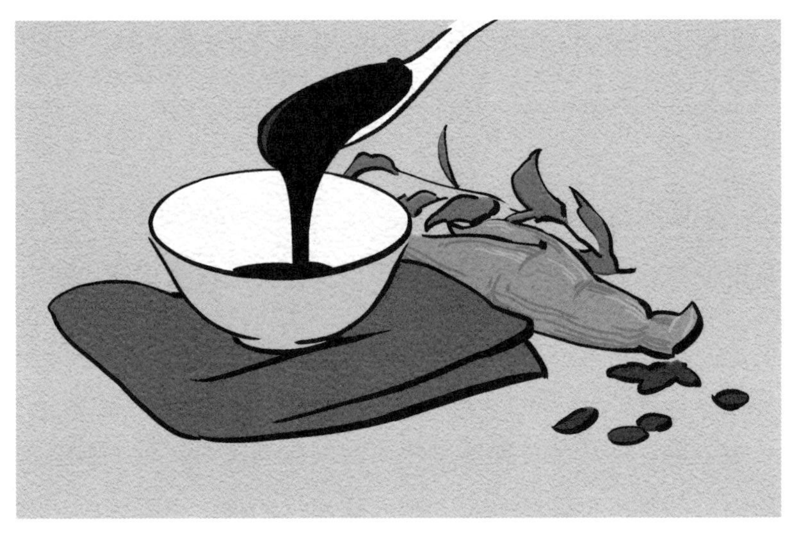

1. 平和质

平和质的总体特征：阴阳平衡、气血调和，面色红黄隐隐，明润含蓄，精力充沛、体态适中。

常见表现：面色红润，皮肤光滑有弹性，目光有神，头发稠密黑亮，鼻色明润，嗅觉通利，唇色红润，精力充沛，不易疲劳，耐受寒热，睡眠良好，胃纳佳，二便可，舌淡红，苔薄白。

此类人群处膏平和，更宜注重后天脾胃的调养。

2. 气虚质

气虚质的总体特征：元气不足，疲乏、气短、自汗等气虚表现。

常见表现：常见语音低弱无力，短气懒言，精神不振，易疲易乏易汗，舌边可见有齿痕，脉弱。

此类人群处膏补气为主，常加大补气的生晒参等用量。

3. 阳虚质

阳虚质的总体特征：阳气不足，以畏寒怕冷、手足不温等虚寒表现。

常见表现：畏寒，手足不温，喜饮热食，平素精神不振，舌色淡，舌体胖嫩，脉沉迟。

此类人群处膏壮阳气为主，常加大补阳的仙茅、淫羊藿、鹿角胶等的用量。

4. 阴虚质

阴虚质的总体特征：阴液亏少，以口燥咽干、足心热等虚热表现。

常见表现：口燥咽干，手足心微热，鼻微干，伴见便干，舌红少津，脉细数。

此类人群处膏滋阴为主，常加大滋阴的熟地黄、鳖甲胶等的用量。

5. 痰湿质

痰湿质的总体特征：体态肥胖，以腹部肥满、口黏苔腻等痰湿表现为主要特征。

常见表现：面部皮肤油脂较多，汗多而黏，痰多，胸闷，痰湿凝聚，口有黏腻感，嗜食肥甘厚腻，脉濡滑。

此类人群处膏化痰为主，常加大化痰类药的用量。

6. 湿热质

湿热质的总体特征：见面垢油光，口苦、舌苔黄腻，以湿热表现为主要特征。

常见表现：湿热内蕴，面垢油光，身重困倦，嗜睡，大便黏滞，排便不畅，小便短黄，男性易阴囊潮湿，女性易带下增多，舌质红，苔黄腻，脉滑数。

此类人群处膏化湿清热为主，常加大化湿类药的用量。

7. 血瘀质

血瘀质的总体特征：血行不畅，以肤色晦暗、舌质紫黯、皮肤瘀斑瘀点等血瘀表现为主要特征。

常见表现：肤色晦暗，可见瘀斑、瘀点，口唇黯淡，色泽偏紫，舌黯或有瘀点，舌下络脉紫黯增粗，脉涩。

此类人处膏活血化瘀为主，常加大活血药川芎、红花等的用量。

8. 气郁质

气郁质的总体特征：气机郁滞，以抑郁、忧虑等气郁表现为主要特征。

常见表现：神情抑郁，情感脆弱，烦闷不乐，易生气，舌质淡红，舌苔薄白，脉如琴弦。

此类人处膏理气为主，常加大理气类中药的用量。

9. 特禀质

特禀质的总体特征：总体以生理缺陷、过敏反应等为主要特征。

常见表现：哮喘、荨麻疹、过敏性鼻炎、遗传性疾病者有垂直遗传、先天性、家族性特征。

此类人处膏补先天肾为主，常加大山茱萸、山药、菟丝子、枸杞子等的用量。

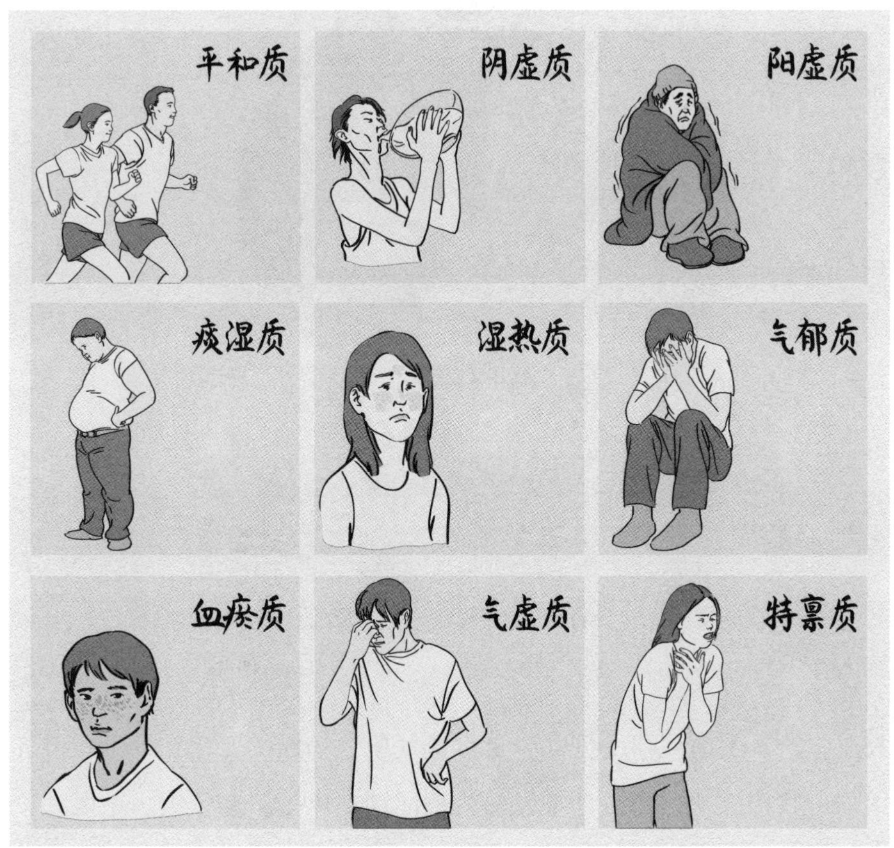

二、天人合一，应季调补

“人法地，地法天，天法道，道法自然”，其中“道”就是“自然而然”。老子用顶针的文法，将天、地、人乃至宇宙间万事万物的深层规律进行精辟涵括、阐述。“道法自然”囊括天地间所有事物的根本属性，揭示了整个宇宙的特性，阐明了宇宙天地间万事万物均效法或遵循“自然而然”的规律。

二十四节气是千百年来我国劳动人民日落而息、日出而作，总结

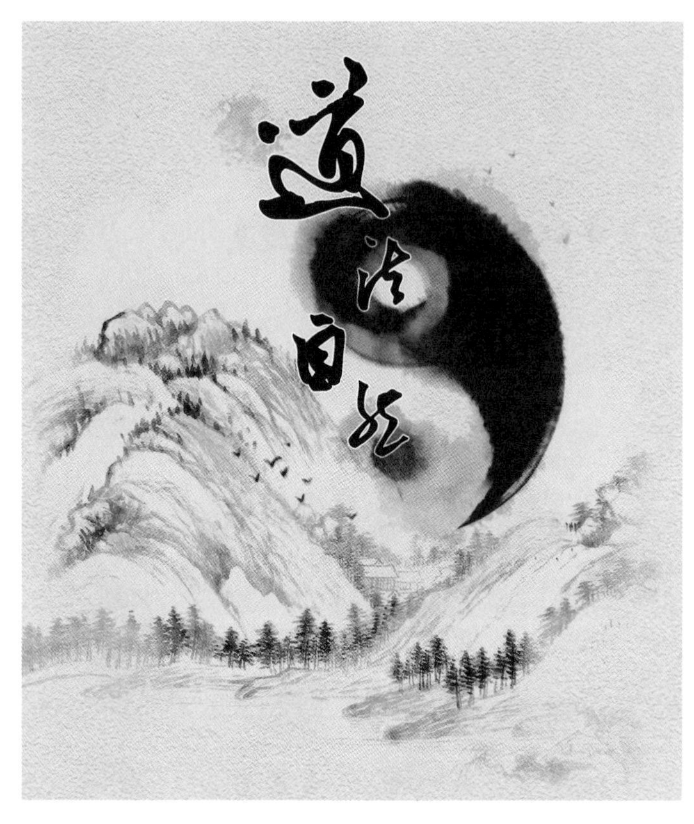

农业生产、生活规律所创立。自然界气象、物候的变化在二十四节气中均可直接反映，为劳动人民的耕种活动提供了科学依据。中医理论认为，人与自然界当属“天人相应，形神合一”的有机整体。因而人类机体的变化、疾病的发生发展与二十四节气同样紧密相连。葛琳仪的膏方处方根据之一便是根据二十四节气的变化进行调补。因此葛琳仪将膏方由冬季扩展到四季，称为“四季膏”，又根据不同时节进行药物加减，成为葛琳仪的特色诊疗方法。以下附葛琳仪不同节气的处膏特点。

立春: 斗指东北，维为立春，时春气而至，四十之卒始，故名立春。立春是一年中的第一个节气，也是我国习惯作为严冬之后，春节开始的节气。立春时节，阳气始发、万物始生，但阳气仍有不足，故应注意保护阳气。故葛琳仪在处膏时加大温补肝肾，助阳固精的药物。

雨水：雨水，斗指壬，东风解冻，冻雪皆散，化为水雨，故名雨水。“药王”孙思邈言：“春日宜省酸，增甘，以养脾气。”强调了雨水时节顾护脾胃的重要性。脾胃为后天之本，气血生化之源，雨水时节宜健脾养胃。

惊蛰：惊蛰，斗指丁，雷鸣动，蛰虫震而起出，故名惊蛰也。惊蛰时节“倒春寒”现象时有发生，而北方冷空气还将持续一段时间，所以“春焐”在此节气中还很重要，尤其是老年人，此节气是疾病多发的日子。此时应保阴潜阳，适当配伍一些具有补益正气作用的药物。

春分：春分，斗指壬，约行周天，南北两半球昼夜均分，又当春之半，故曰春分。由于春分节气平分了昼夜、寒暑，处膏时应保持人体的阴阳平衡状态。

清明：清明，斗指丁，万物清洁而明净，盖时当气清景明，万物皆齐，故曰清明也。在这个节气中，天气阴凉，应以补肾、调节阴阳虚亢为本节气处膏的重点。

谷雨：谷雨，斗指癸，言雨生百谷也，取以时必雨不降，百谷滋长之意。谷雨者，春季六节气之末。此时气温转高，气候变暖。人之腠理日益打开，毛孔放大，皮肤末梢血管的供血量增加，继而导致中枢神经系统出现镇静，催眠样作用，身体困乏。民间所称的“春困”，就是此时由于季节变化所引发的一种生理现象。此时，调养气血，调整好睡眠，对春季养生极为重要。

立夏：斗指东南维为立夏，万物至此皆长大，故名立夏也。孙思邈在《摄养论》中说：“四月，肝脏已病，心脏渐壮。宜增酸减苦，补肾强肝，调胃气。”

小满：小满者，斗指甲，万物长于此，少得盈满，麦至此方小满而未全熟，故名曰小满。古人认为身体强健的人可以“寒暑不侵”，夏季应当顺应夏季阳消阴长的规律。

芒种： 芒种者，斗指巳，此时宜种有芒之谷，过即失效，故名芒种也。芒种的养生要点要根据节气的气候特征，历代医家都认为夏三月宜清补。

夏至： 斗指乙为夏至，万物于此皆假大而极至，时夏至将至，故名也。夏至为二十四节气中阳气最为旺盛的时节，顺应阳盛于外的特点，应当注意顾护阳气，着眼于一个“长”字。

小暑： 小暑，斗指辛，斯时天气已热，尚未达于极点，故名也。小暑时节，对应一年中最忙的时间。此时，天气已然十分炎热。俗话说：“宁可日无时，不可日无水”。须当注意劳逸结合。

大暑： 大暑，斗指丙，天气炎热，甚烈于小暑，故名曰大暑。大暑时值中伏前后，此时天气炎热、多雨，暑湿之气比较容易乘虚而入。另外，大暑更是全年温度最高、阳气最为旺盛的节气。顺应养生保健中“冬病夏治”的说法，在冬季比较容易发作的疾病理应在夏季治疗，故大暑时节处膏应清热解暑，以健脾祛湿为法。

立秋： 斗指西南维为立秋，意指阴意出地，始杀万物，此时按秋训禾，谷熟也。此时节应避肃杀之气，同时还应收敛神气，以适应秋天客平之气。理应“早卧早起，与鸡俱兴”。早卧以顺应阳气之收敛，早起以舒展之肺气，防收敛之太过。秋季燥气当令，易伤津液，故饮食应以滋阴润肺为宜。

处暑： 处暑者，斗指戊。此时暑将退，伏而潜处，故命名曰处暑。处暑时节正是由热转凉之际，此时自然界的阳气由疏泄趋向收敛，人体内阴阳之气的盛衰也顺应随之改变。起居作息也应进行相应的调整。

白露： 斗指癸为白露，阴气渐重，凝而为露，故名白露。白露节气，早晚的气温低，正午时的天气仍很热，是秋天日温差最大的时候。古语说：“白露一露身，病魔就上身。”在白露节气中要避免哮喘、支气管病等疾病。特别是对于那些偏颇质人群，自身调节上更要慎重。此时节处膏应注意健脾益气，滋阴润肺。

秋分：秋分，斗指己。此时南北两半球昼夜均分，又适当秋之半，故名秋分也。因为秋分节气已经真正进入到秋季，作为昼夜时间相等的节气，人们应本着阴阳平衡的规律，使机体保持“阴平阳秘”的原则，按照《素问至真要大论》所说：“谨察阴阳之所在，以平为期。”阴阳所在不可出现偏颇，保持神志安宁，避肃杀之气，收敛神气，适应秋天平容之气。

寒露：斗指甲为寒露，斯时露寒冷而将欲结，故名寒露也。当气候变冷时正是人体阳气收敛，阴精潜藏于内之时，故应以保养阴精为主，也就是说寒露养生不能离开“养收”这一原则。“春夏养阳，秋冬养阴”，寒露时节须注意顾护体内之阴气，此时节处膏以养阴润肺健脾和胃为原则。

霜降：斗指已为霜降，气肃，露凝结为霜而下降，故名霜降也。霜降节气，秋天的最后一个节气，此时脾脏功能正处于旺盛之期。过犹不及，由于脾胃功能过于旺盛，也易导致脾胃系统疾病的发生。故此节气是慢性胃炎和胃及十二指肠溃疡病复发的高峰，此时应健脾养胃。

立冬：斗指西北维为立冬，冬者终也，立冬之时，万物终成，故名立冬也。《素问·四气调神大论》中指出：冬天是天寒地冻，万木凋零，生机潜伏闭藏的季节，人体的阳气也随着自然界的转化而潜藏于内。冬季养生法应顺应自然界闭藏之规律，以敛阴护阳为立冬养生之根本。要遵循“秋冬养阴”的古训，立冬后的调养要切记“养藏”两个字。

小雪：斗指己，斯时天已积阴，寒未深而雪未大，故名小雪。《素问·上古天真论》上说：“虚邪连贼风，避之有时；恬淡虚无，真气从之，精神内守，病安从来。”古人从内外两个方面说明，对外，要顺应自然界变化和避免邪气的侵袭；对内，要谨守虚无，心神宁静。

大雪：斗指甲，斯时积阴为雪，至此栗烈而大，过于小雪，故名大雪也。俗话说“寒从脚下起”，脚离心脏最远，血液供应慢而少，皮下脂肪较薄，保暖性较差，受寒便会反射性地引起呼吸道黏膜毛细血管收缩，降低机体抗病能力，导致上呼吸道感染。因此，数九严寒脚部的保暖尤应加强。

冬至：斗指戊，此时阴气始至明，阳气之至，日行南至，北半球昼最短，夜最长也。冬至时分，生命活动开始由盛转衰，由动转静。

小寒：斗指戊为小寒，时天气渐寒，尚未大寒，故名小寒。小寒节气正处于三九天，是一年天气最冷的时候。俗话说“冬炼三九”，是人们进补的最佳时期。但是进补有别于进食大量的滋补品。按照传统的中医理论，滋补应当具备针对性，通常可分为四类，即补气、补血、补阴、补阳，需要根据不同体质进行调补。

大寒：斗指癸为大寒，时大寒粟烈已极，故名大寒也。大寒节气天气寒冷，以温中散寒，补虚益血为宜。

三、阴平阳秘，膏滋调护

相比于普通汤剂，葛琳仪认为膏方的优势有二：一是从功效来讲，膏方更宜于缓效滋补与调治；二是从药物组配上讲，膏方更加注重阴阳的平衡。比如在选药上用了补阳的鹿角胶会适量配以滋阴的鳖甲胶，在阴阳平衡中恢复与提升机体功能状态。此外膏方应用中，葛琳仪重视调气法在临床中的使用，主要以顾护中焦脾胃气机，以使其升降有序，斡旋有司为目的，继而气血生化有源，又可防止膏类滋腻碍胃。

葛琳仪常开具膏方的三个大致方向：亚健康、肺系病及脾胃病的调治，各系疾病的调治各有侧重。疲劳综合征即我们常说的人体的亚健康状态，中医讲“阴平阳秘，精神乃治”，其膏方重在对气血津液的调护；肺为娇脏，肺系病重在气机的调畅；脾胃系疾病重在一通一补：脾升胃降则通，后天之本宜补。

膏方与传统中草药相比除了剂型的变化外，更加入了如黄酒、饴糖及胶类等辅料。葛琳仪强调一剂好的膏方起效除了分清体质、应中季节及辨对证候外，还需要患者的配合。如服用膏方期间忌食生冷辛辣，如膏中有参，则禁绿豆、萝卜等。正气存内，邪不可干。还需要通过规律良好的生活作息加之膏方的辅助使机体达到平衡状态。

葛琳仪深谙中医之道，遵循辨体质、应时节以及平阴阳的原则，善于选择膏方调治患者疾病，实现了天人合一。此外，葛琳仪将冬令膏方根据扩展到四季，为不同体质、不同节气阴阳失衡的人找到了调治的方向，为中医宝库贡献了自己的力量。但膏方的发展仍有一些问题和不足，葛琳仪关注到膏方的配伍、辅料比例及膏方的实际熬制疗效等问题，仍需后辈为之不懈努力。

四、膏方病案分析

案例一

患者张某，男，60 岁。为求冬令进补前来就诊。患者素有咳喘宿疾，每于冬春交替时复发；体虚易感，时有头晕耳鸣，腰膝酸软，纳食、二便自调，夜寐尚安，舌暗苔薄，脉细弦；既往有高血压病史。辨证属肝肾阴虚，肺气不固，治拟调补肺肾，兼以平肝潜阳。方药如下：生熟地各 150g，淮山药 300g，牡丹皮 120g，茯苓 300g，泽泻 100g，炙黄芪 300g，炒白术 90g，防风 90g，生晒参 200g，五味子 90g，蜜款冬花 120g，蜜紫菀 120g，鹿衔草 150g，百合 150g，葛根 300g，天麻 100g，钩藤 150g，石决明 300g，珍珠母 300g，磁石 300g，茺蔚子 150g，槐花 150g，丹参 300g，红花 90g，酒川芎 100g，鸡血藤 150g，杜仲 120g，炒山楂 120g，枳壳 150g，木香 90g，青、陈皮各 100g，阿胶 250g，龟甲胶 250g，冰糖 250g，黄酒 250ml。上药水浸过夜，浓煎取汁，加入已烊化之阿胶、龟板胶及冰糖、黄酒收膏，置入陶罐凉透备用。每日早晚空腹，各取一匙开水冲化温服，遇外感食积腹泻则停服；于冬至到立春期间服用。来年因他病复诊，诉膏方服后，外感少作，故咳喘亦是少发，精神焕发力大胜从前。

【按】《圣济总录·肺气喘急门》指出："肺气喘急者，肺肾气虚……盖肺为五脏之华盖，肾之脉入肺中，故下虚上实，则气道奔迫，肺叶高举，上不通，故喘急不得安卧。"患者病有咳喘宿疾，肺气不足，肺卫不固，故易为外邪触发；久病及肾，金水俱虚，故咳喘时作；素体肝阴不足，且年届花甲，肾精渐亏，肝肾阴虚，阴不制阳，肝阳上亢而见头晕耳鸣，腰膝酸软。治拟肺肾双补，兼以平肝潜阳，方以六味地黄丸合玉屏风散加减。其中六味地黄丸及阿胶、龟板胶补肾益精，玉屏风散补肺固卫，石决明、珍珠母、天麻、钩藤等平肝潜阳，丹参、红花、川芎、鸡血藤等活血通络，枳壳、青皮、陈皮、炒山楂等理气和胃。诸药合用，使肺气得旺，肾气生，水木相涵，使诸症改善。葛琳仪强调膏方运用时，尤当注重对脾胃的顺护，脾胃乃生化之源，药力之吸收、发挥全赖脾胃功能，故膏方组方中必配伍理气和胃之品。

案例二

患者周某，男，80 岁，退休工人。为求冬令进补前来就诊。患者素有喘疾，每逢季节更替或外邪侵袭诱发，发作时咳嗽、喘急，动则尤甚，呼多吸少，气不得续。刻下缓解期，形瘦神疲，口干咽燥，大便干结，2 ~ 3 日一行，舌红苔薄，脉沉细无力。既往有消渴病史。

拟诊“喘证”，辨证属虚喘，肾虚证，治拟补肾纳气，都气丸加减：生地黄 200g，熟地黄 200g，山药 300g，山茱萸 100g，酒当归 120g，菟丝子 150g，牛膝 150g，生晒参 200，北沙参 150g，麦冬 150g，南五味子 100g，羊乳 200g，百合 150g，鲜石斛 200g，炒牡丹皮 120g，肉苁蓉 150g，柏子仁 120g，炒牛蒡子 100g，决明子 100g，葶苈子 150g，炒紫苏子 120g，紫菀 100g，款冬花 120g，麸枳壳 100g，蜜麸青皮 100g，炒陈皮 100g，阿胶 200g，龟甲胶 100g，鹿角胶 100g，木糖醇 250g，黄酒 250ml。上药水浸过夜，浓煎取汁，加入已烊化之龟甲胶、鹿角胶、阿胶及木糖醇、黄酒收膏，置入陶罐凉透备用，每日早晚空腹，各取一匙开水冲化温服，遇外感食积腹泻则停服。

【按】患者病有喘证、消渴宿疾，素体气阴不足，每易感邪复发。咳喘日久，累及肾水，致金水俱虚、肾不纳气而症见咳嗽喘促，呼多吸少，气不得续，动则喘甚；气阴两虚，故口燥咽干，形瘦神疲，大便秘结，舌红苔薄，脉沉细无力。《类证治裁·喘症》言“肺为气之主，肾为气之根，肺主出气，肾主纳气，阴阳相交呼吸乃和”，故拟滋肾纳气为法，方选都气丸加减。药用都气丸加枸杞子、怀牛膝、龟甲胶等补肾填精，收敛固涩，酌加菟丝子、鹿角胶，寓“阴中求阳”之意，以阴旧并补，化生肾气；参以北沙参、羊乳、百合、鲜石斛益气养阴；因肺与大肠相表里，腑气通则逆气自降，故以当归、阿胶滋阴养血润燥，肉苁蓉、牛蒡子、决明子、柏子仁润肠通便；酌加紫苏子、葶苈子、紫菀、款冬花降气平喘，最后以枳壳、青皮、陈皮理气助运，防滋腻之品损脾碍胃。如此补肾纳气，兼顾脾胃，从本论治，来年复诊，诸症缓解，原法续进，宿疾少发。

案例三

患者叶某，男，65 岁，退休教师。为求冬令进补前来就诊。患者退休数年，不务劳作，在家休养，时感乏力神疲，健忘，偶有眩晕活动后尤甚，口干喜饮，腰膝酸软，关节活动不利，小便不畅，大便正常，纳寐尚可，舌红苔薄白，脉细。拟诊“虚劳”，辨证属肾阴虚证，治拟补肾滋阴，左归丸加减：生、熟地各150g，温山药250g，山茱萸150g，枸杞子150g，菟丝子150g，川牛膝150g，鹿角胶200g，龟甲胶200g，杜仲150g，补骨脂150g，续断150g，狗脊150g，红花100g，桃仁150g，当归150g，丹参150g，鸡血藤150g，桑枝150g，生晒参200g，茯苓150g，枳壳150g，木香100g，青皮100g，陈皮100g，鳖甲胶200g，黄酒250ml，冰糖250g。上药水浸过夜，浓煎取汁，加入已烊化之鹿角胶、龟甲胶、鳖甲胶及冰糖、黄酒收膏，置入陶罐凉透备用，每日早晚空腹，各取一匙开水冲化温服，遇外感食积腹泻则停服。冬至立春期间服用。并嘱患者适当出门活动。

【按】患者年老，素体肾亏，气亦不足，肾精亏耗，骨失所养，髓失所充，见神疲乏力，健忘，活动后尤甚，眩晕，腰膝酸软，辨证属虚劳，肾阴虚证型。《王旭高医书六种·医方证治汇编歌诀》言：“左归是育阴以涵阳，不是壮水以制火。”故以补肾滋阴为法，左归丸加减，药用熟地、山药、枸杞子、山茱萸、龟甲胶补益肾阴；菟丝子、补骨脂、鹿角胶温补肾阳，以图阳中求阴；川牛膝、桃仁、红花、当归、丹参、鸡血藤、桑枝活血通络，杜仲、续断、狗脊合川牛膝补肝肾，强筋骨，佐以生地、鳖甲胶滋阴清热潜阳，茯苓通利小便，复加枳壳、木香、青皮、陈皮理气助运，防滋腻之品损脾碍胃。诸药合用，补益肝肾，强壮筋骨，配以适度活动。来年见患者精力旺盛，积极参与社区活动而不言劳累。

案例四

患者范某，女，88岁，退休工人。因“乏力、消瘦近五月”为求冬令进补前来就诊。患者乏力肢楚，近五月来日渐消瘦，动作迟缓，偶有脑鸣，腰膝酸软，纳食不馨，时有脘腹作胀，大便尚调，夜寐不安，舌偏红，苔薄腻，脉沉细无力。有消渴病史。拟诊虚劳，辨证属肾精不足，治拟补肾填精。膏方调补：生晒参 200g，鲜石斛 20g，熟地黄 150g，山茱萸 150g，山药 300g，茯苓 150g，丹皮 120g，泽泻 150g，制黄精 150g，旱莲草 150g，女贞子 150g，枸杞子 150g，生玉竹 150g，制何首乌 150g，杜仲 150g，制狗脊 150g，续断 150g，当归 150g，丹参 150g，生白芍 120g，佛手 100g，玫瑰花 60g，木香 90g，枳壳 150g，青皮 100g，陈皮 100g，桂枝 100g，龙齿 300g，珍珠母 300g，紫贝齿 300g，煅磁石 300g，红花 60g，鸡血藤 150g，远志 90g，益智仁 120g，鳖甲胶 200g，阿胶 200g，木糖醇 250g，黄酒 250ml。冬至后开始服用。3 个月后随访，精神、乏力好转，耳鸣亦减，纳、眠改善。

【按】《素问·五脏生成篇》载述："诸髓者，皆属于脑。"《灵枢·经脉》："人始生，先成精，精成而脑生。"肾藏精，精生髓，脑为髓之汇聚。故脑的生长发育与功能活动与肾精充盈与否密切相关。此案患者属高龄之体，肾精已亏，脑髓空虚，脑窍失养，则发为耳鸣、失眠；肾虚无以助脾健运，受纳失强，则纳食不馨，脘腹时胀；精血不足，形体失于濡养，则乏力肢楚。形体消瘦。故治以补肾填精，方用六味地黄丸加减，兼以行气活血。加用丹参、红花、当归、木香、枳壳等，以膏方调摄，诸症改善。

第八章 工作室外延之中医外治法

◎

一、针灸防治肿瘤化疗后脾胃相关不良反应

肿瘤现已成为严重威胁人类健康及生命的重大疾病之一。目前肿瘤的治疗方式主要包括手术、化疗、放疗、生物治疗等，其中以接受化疗的人数最多。化疗作为一种全身的治疗，治疗肿瘤的同时也会不同程度地损伤正常组织，出现一些不可避免的不良反应，使患者极为痛苦。而最常见的不良反应以脾胃系统为主，主要表现为恶心、呕吐、便秘等。上述不良反应的出现同时也加重了患者焦虑情绪，严重影响患者的生活质量。

中医古籍中无化疗后相关疾病的描述，但根据其临床表现，中医学者们早已采用了多种中医治疗方法，如中医、针灸、穴位敷贴、艾

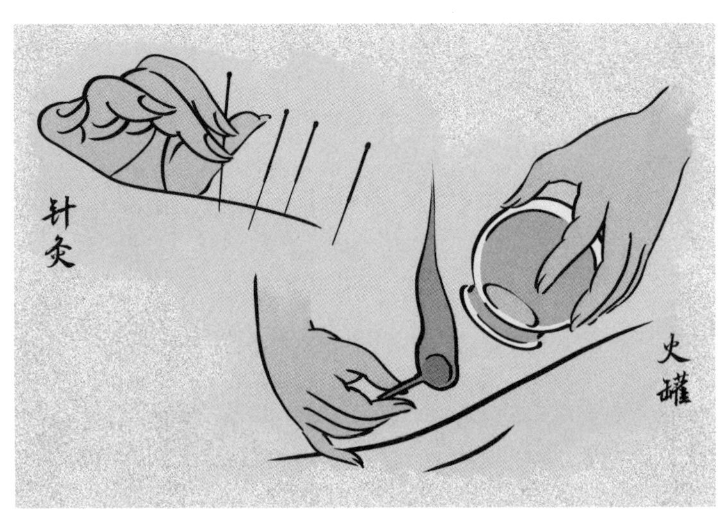

灸等，取得了较好的临床疗效，并且无明显副作用。葛琳仪认为，化疗后脾胃系统出现的不良反应可通过中医药的有效干预达到良好的减毒增效的目的，其中对于恶心、呕吐、便秘等不良反应的治疗，由于患者剧烈的胃肠道反应，部分患者对中药的依从性不高。此时采用针灸、耳穴、艾灸等中医外治法的方法就体现出了鲜明的治疗手段优势，患者接纳程度高，临床操作也相对简单，临床疗效显著，值得推广。

（一）肿瘤化疗后恶心呕吐

恶心、呕吐是肿瘤化疗患者最为常见、最痛苦的并发症之一。有报道显示，即使用常规的止吐药物治疗，仍有 42% ~ 52% 患者有恶心症状，而乳腺癌患者更是高达 71%。恶心发生率明显高于呕吐。目

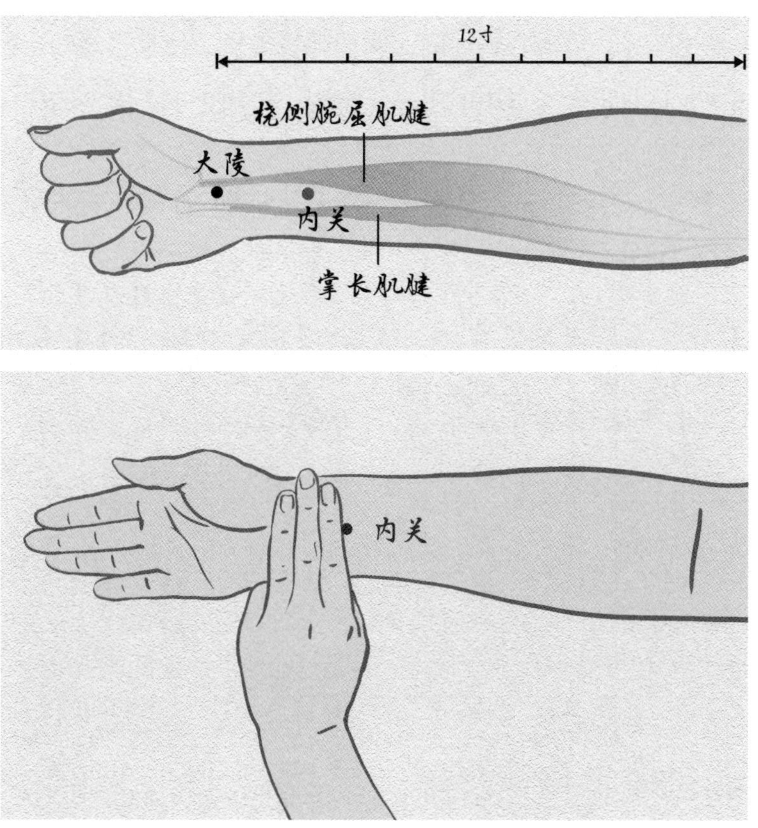

前可用的许多止吐药对缓解化疗引起的恶心几乎没有作用。从发病类型看，延迟性恶心较急性恶心更为常见且程度更重，治疗更为困难，给患者带来更持久的痛苦，影响患者接受后续治疗。

葛琳仪认为，化疗后导致的恶心呕吐，可归属为中医学“药毒”范畴，治疗上同时可参考中医“恶心”“哕”“呃逆”“呕吐”“纳呆”等疾病的治疗方法。肿瘤患者本身正气虚弱，抗邪无力，化疗药毒侵及体内，首先侵袭中焦，损伤脾胃，导致中焦气机升降失常，脾胃运化功能减弱，故而致病。此类患者脾胃虚弱，恶心、纳呆，甚则食入即吐，对内服中药存在困难，因此葛琳仪十分推崇中医外治法，通过非药物疗法调整经络达到调理脾胃、升清降浊、降逆止呕之功效。其临床多采用针灸疗法，针刺、穴位敷贴、耳穴等，常选内关、足三里、涌泉为主穴。内关穴归属手厥阴心包经，通阴维脉，可治“胸部烦闷，膈中满”所致胃气上逆呕吐，清泄心胸烦闷，调理脾胃气机，使水逆之气下行，以降逆和胃。足三里穴为足阳明胃经之合穴，胃腑之下合穴，明代《乾坤

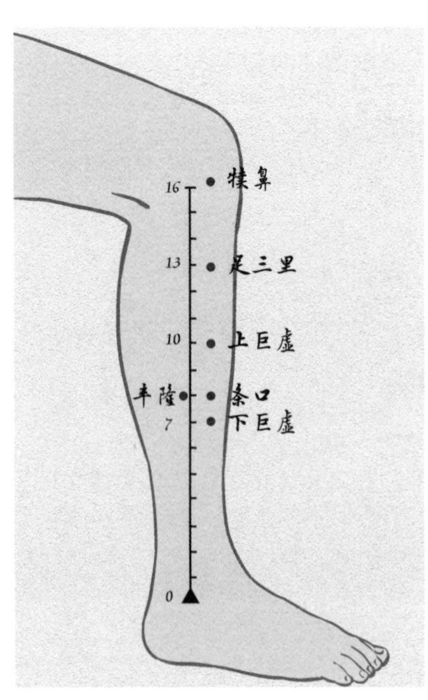

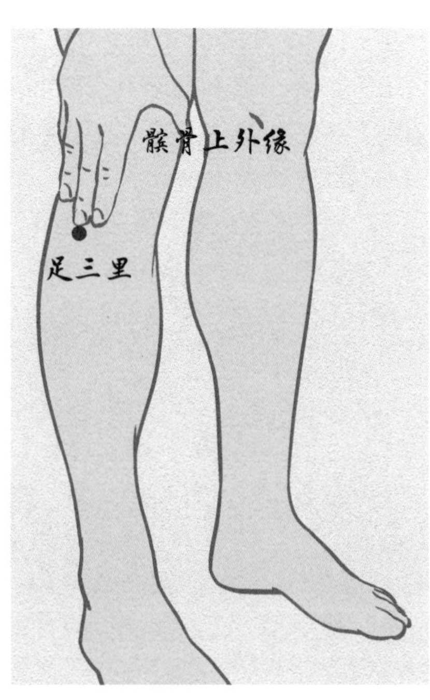

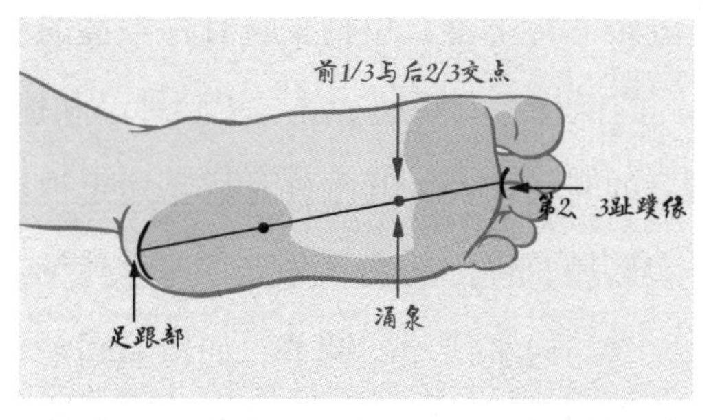

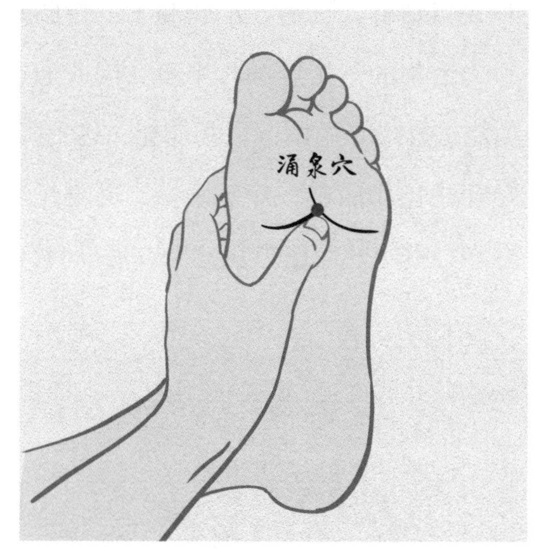

生意》“四总穴歌”谓“肚腹三里留”，足三里穴具有健脾和胃、升降气机的作用。同时足三里为补虚强壮之要穴，能补益元气，调和气血。涌泉穴为足少阴肾经之井穴，具有平冲降逆的作用，可治疗胃气上逆引起的症状，《针灸大成》曰，其“主上气嗌干，烦心”，临床对于化疗后恶心呕吐患者，在主穴的基础上，可配合患者体质随症加减。

葛琳仪同时指出现代医学认为化疗后恶心呕吐的机制，可能是由于化疗药物进入体内后刺激胃肠组织，兴奋胃肠迷走神经，继续将兴奋冲动上传至脑干，引发的呕吐反射。

《灵枢·口问》言：“耳者，宗脉之所聚也。”《厘正按摩要术》曰：“耳珠属肾，耳轮属脾，耳上轮属心，耳皮肉属肺，耳背玉楼属肝。”耳穴与内脏关联密切，耳穴不仅能反映疾病，也能诊治疾病。现代研究发现耳廓神经分布非常丰富，包括来自脊神经丛的枕小神经和耳大神经，来自颅神经的面神经、耳颞神经、舌咽神经和迷走神经的分支，以及随颈外动脉后的交感神经。其中外耳廓是迷走神经在哺乳动物身体体表唯一的分布区域，称为迷走耳分支。迷走神经是自主神经系统的重要组成部分，参与内脏活动的调节，如胃肠蠕动。与胃肠道相关疾病临床治疗的耳穴包括胃、食道、小肠和十二指肠和大肠等都分布与迷走神经分布最为密集的耳甲腔和耳甲艇。因此通过耳穴疗法，直接刺激迷走神经功能，可很好的调节胃肠功能，达到降逆止呕的作用。临床使用耳穴敷贴疗法操作简单，疗效确切。葛琳仪还常常将耳穴疗法作为预防化疗后恶心呕吐的中医方法之一，亦获良效。

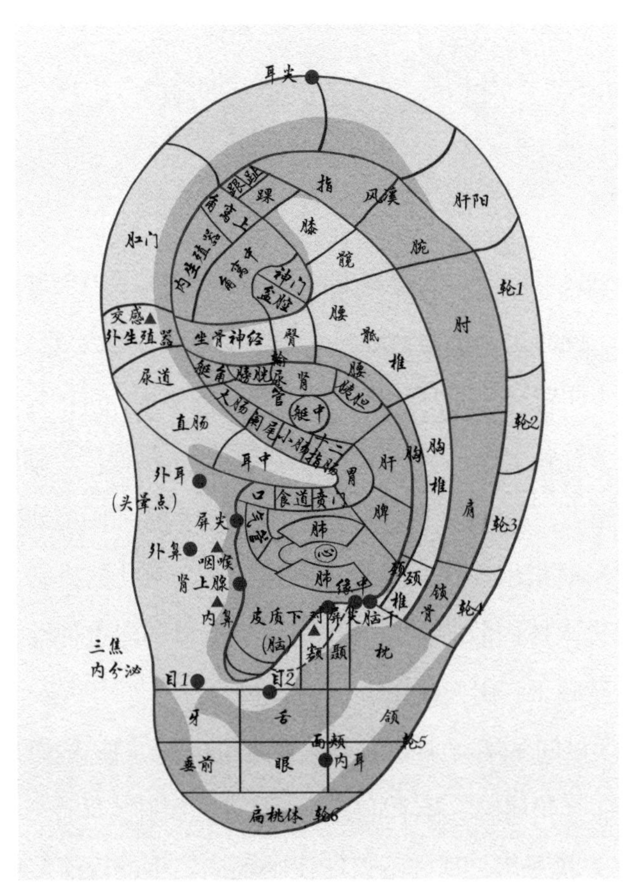

病案一（乳腺癌化疗后恶心呕吐案）

患者姜某，女，54 岁，频发恶心呕吐 2 天。患者 2 天前乳腺癌改良根治术后首次化疗，在化疗前后予常规盐酸昂丹司琼注射液止呕治疗，但患者仍频繁恶心、呕吐，不能耐受，严重影响进食，CTCAE4.0 标准的恶心呕吐分级为 3 度。现症：患者神疲，乏力，食入即吐，日呕吐 10 次余，恶心纳呆，平素干呕无物，需肠外营养，腹部胀满感，大便 3 日未解，小便可，夜寐差，舌暗胖，苔白腻，脉沉细无力。

中医诊断：药毒，呕吐病（脾胃虚弱证）。西医诊断：化疗后恶心呕吐，乳腺癌根治术后，高血压 2 级高危，2 型糖尿病。

患者年过半百，正气不足，痰瘀互结，遂生肿瘤。术后患者气血耗伤加之药毒侵袭，损伤脾胃，升降失常，胃失和降。法当益气健脾，和胃降逆。针刺双侧足三里、内关、涌泉、公孙、三阴交。所选穴位常规消毒，针刺深度以得气为度，得气后足三里、三阴交施以捻转补法，足三里加温针灸，2 壮。公孙平补平泻，内关捻转泻法。留针 40 分钟，每日 1 次。取针后内关穴皮肤针（揿针）留针，嘱患者家属每半小时按揉以局部得气为度。涌泉穴吴茱萸穴位敷贴，每日一次，每次保留 2 ~ 4 小时。

患者针后即觉胃部得舒，恶心感减轻，安然入睡。次日复诊，呕吐次数减少至5次，继以前法治疗，3次治疗后患者饮食可，偶有恶心感，胃脘部无不适，大便畅，顺利完成化疗疗程。

病案二（大肠癌化疗后恶心呕吐案）

患者韩某，男，62 岁。患者因大肠癌行腹腔镜下根治术，术后接受化疗（FOLFOX4 方案），患者首次化疗后恶心、呕吐严重，根据 WHO 抗肿瘤药物急性与亚急性毒性反应分度级标准，恶心呕吐达 4 分。患者对第二周期化疗十分恐惧，听闻葛琳仪的治放化疗后恶心呕吐效果良好，于化疗前1日来就诊。现症：患者精神尚可，精神稍紧张，目前无恶心、呕吐、腹泻、腹痛等症状，纳少，晨起口苦，大便2日1行不成形，小便可，夜寐欠安，入睡困难，多梦，舌稍红，苔薄黄，脉弦细。

中医诊断：药毒，呕吐病（肝郁脾虚证）。西医诊断：大肠癌根治术后，焦虑状态，高血压3级高危，胆囊炎切除术后状态。

治疗：患者平素情绪急躁易怒，根据当前四诊，考虑肝郁脾虚。为预防1天后化疗所致恶心呕吐，故予疏肝理气，健脾和胃。针刺双侧足三里、内关、涌泉、三阴交、太冲、阳陵泉、太溪、神门。所选穴位常规消毒，针刺深度以得气为度，得气后太冲、阳陵泉施以提插泻法，其余穴位捻转补法。留针30分钟，每日1次。化疗后取针后内关穴皮肤针（揿针）留针，嘱患者家属每半小时按揉以局部得气为度。涌泉穴吴茱萸穴位敷贴，每日一次，每次保留2 ~ 4小时。同时配合1只耳朵王不留行子耳穴压豆：取胃、小肠、食道、肝、神门。嘱患者每日按压数次。3日后更换另一侧。

患者本次化疗第一天，恶心呕吐评分为2分，患者甚是喜悦，后继续治疗至本周期结束，患者恶心呕吐评分在1 ~ 2分间波动，纳可，夜寐尚可。患者后期4个周期化疗，均来就诊，顺利完成化疗疗程。

（二）肿瘤化疗后便秘

便秘也是化疗后常见副作用。化疗相关性便秘临床表现为腹胀，排便困难，排便不尽感明显，大便干、硬且量较少，如羊粪状或条杆状，可间断出现或者与短期腹泻交替出现。葛琳仪认为正气亏虚是肿瘤患者的病机特点之一。肿瘤患者本就正气虚损，加之药毒损伤脾胃，运化功能受损，气机失调，致大肠传导功能失司，或津液失运，大肠失去濡养，故大便秘结。同时癌症患者活动量减少，饮食低纤维、高

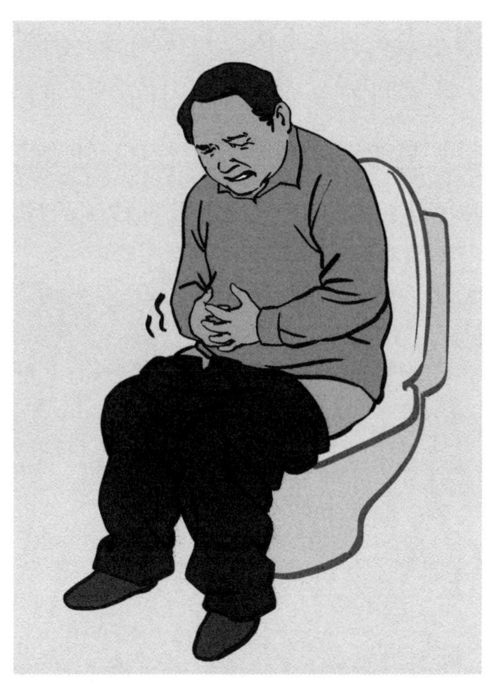

脂饮食以及精神紧张等都会加重便秘的发生率。《素问·至真要大论》载："塞因塞用，通因通用，必伏其所主，而先其所因。"因此化疗相关性便秘的治疗当重视证型，辨证施治，注重个体，以益气健脾、润肠通便为本，根据兼症，佐以温阳、疏肝、祛湿等治法。此外，还应积极宣教，鼓励患者饮食清淡、富含纤维，忌辛辣、刺激及生冷，多补水，采取合适的排便姿势、适当活动，如打太极、餐后散步等，综合有效的控制便秘发生，减轻患者痛苦，提高生活质量。

治疗方法上葛琳仪临证时常在辨证中医内服调理的基础上，加用针灸、穴位敷贴等中医外治法，到达事半功倍之效。对于不喜中药之患者，单独采用中医外治法亦具有较好的临床疗效。针灸主穴为天枢、腹结、支沟、足三里、大肠俞，并根据辨证随症加减。除穴位的常规针刺治疗外，同时配合神阙穴位敷贴。将生大黄、芒硝、枳实、冰片各等分混合后研磨为粉末，加入凡士林调成膏状备用。使用时取该药膏适量贴敷在神阙穴上，每天 1 次，每次贴敷 4 小时左右。临床发现上述针灸治疗后，患者排便频率、排便时间、排便感觉、大便性状、便意感及生活质量等都能得以改善。总之中医外治法容易被患者和家属接受，在防治肿瘤化疗相关性便秘中有独特的治疗优势。

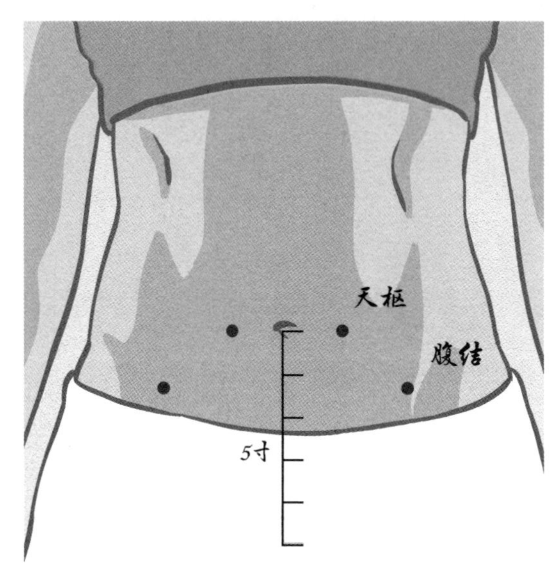

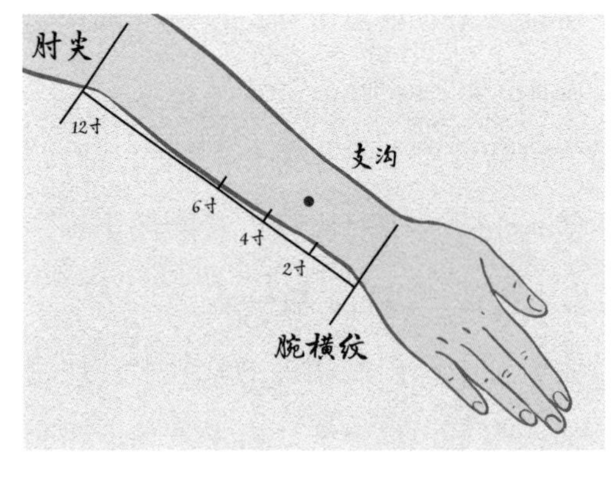

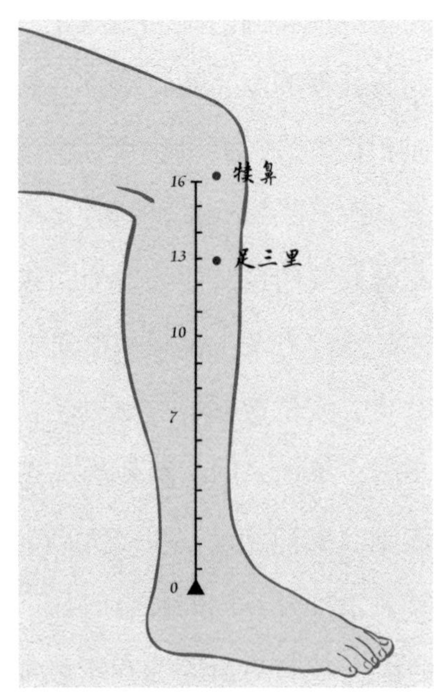

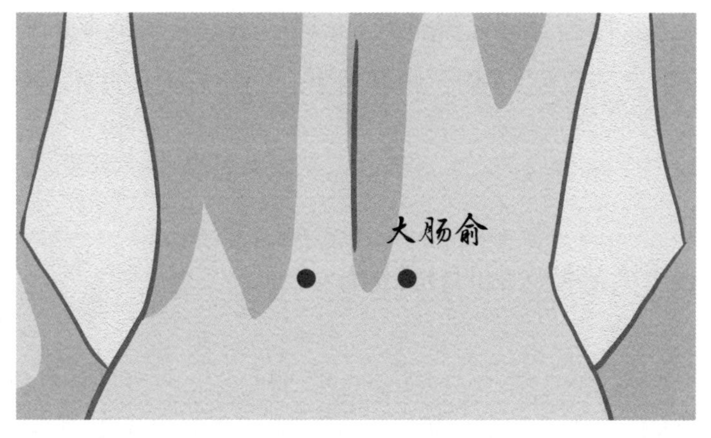

病案（大肠癌化疗后便秘案）

患者曹某，男，58 岁。因“化疗后大便不畅 2 月余”就诊。患者因大肠癌行腹腔镜下根治术，术后接受 mFOLFOX6 方案 8 周。患者现大便干，无便意，常用乳果糖口服溶液，大便仍4 ~ 6天1行，有便意时，排便无力，必要时需使用开塞露后解大便。患者精神软，纳差，夜寐一般，四肢末端稍有麻木。舌黯红，苔薄腻，舌下静脉曲张瘀紫明显，脉沉细。

中医诊断：药毒，便秘（气虚）。西医诊断：大肠癌根治术后，便秘，右肾肿瘤切除术后状态。

治疗：患者证属脾胃气虚，腑气不通。法当益气润肠、理气通便。针刺双侧天枢、腹结、支沟、足三里、大肠俞、气海、上巨虚、照海。所选穴位常规消毒，针刺深度以得气为度，得气后平补平泻。气海予温针灸，足三里、上巨虚痛以频率 2Hz，电流强度以患者耐受为度，30 分钟，每日 1 次。神阙穴予上述自制膏药穴位敷贴，每日一次，每次 4 小时。嘱患者每日卯时（上午 5 ~ 7 时），按揉合谷穴并习惯性如厕。并嘱生活、饮食调护。治疗 1 周后，患者大便干结明显好转，约 3 日 1 行，继前治疗 1 周，患者 1 ~ 2 日 1 行，大便仍偏干，停气海穴温针灸，改为三阴交温针灸。2周后患者大便基本正常，1 ~ 2日1行。患者共化疗24周，顺利结束。化疗后大便基本规律，随访无不适。

二、脾胃系统常见疾病的针灸治疗

脾胃系统疾病是临床上最常见的疾病之一，针灸疗法在脾胃病的治疗中呈现出令人满意的疗效。对于一些临床症状或疾病，针灸应用得当，每收桴鼓之效。

（一）急性胃痛

胃痛，即胃脘痛，是以上腹胃脘部近心窝处疼痛为主症的病证。现代医学中急性胃炎、慢性胃炎、胃溃疡、十二指肠溃疡、功能性消化不良、胃黏膜脱垂等病，出现以上腹部疼痛为主要症状者，均属于中医“胃痛”范畴。胃痛的部位在胃腑，多因感受六淫邪气，饮食不节或者不洁，情志内伤等导致胃气阻滞，胃失和降，不通则痛。针灸对于急性胃痛治疗得法犹如拨云见日，立竿见影。记得数年前一次查房，走进病房见一年轻女性患者卧床痛苦不堪，双手捂胃，蜷缩在角，走进一问才知是急性胃痛，胃部痉挛性疼痛。患者有慢性胃炎病史，既往有类似胃痛，常服用泮立苏、达喜则可慢慢缓解。随从管床医生拟上前查体，患者因疼痛剧烈而不能平卧，故拟开医嘱予既往药物口服治疗。然只见葛琳仪快步上前，在患者小腿外侧摸索按压片刻，稍一用力患者大呼疼痛，便应声坐起。再次询问胃痛如何，患者惊呼胃痛大减，已可谈笑风生，在场各位无不赞叹。而此时刚开完医嘱回来的主管医师更是一头雾水，不知发生何事。葛琳仪分析到，《灵枢·五邪篇》曰：邪在脾胃，则病肌肉痛。阳气有余，阴气不足，则热中善饥；阳气不足，阴气有余，则寒中肠鸣腹痛；阴阳俱有余，若俱不足，则有寒有热，皆调于三里。四总穴歌也说：“肚腹三里留。”三里即足三里，它是胃经的合穴，也是胃的下合穴，“合治内腑”，能用足三里穴治疗急性胃痛。葛琳仪特别指出，临床应用时需探寻最佳“足三里”，即在足三里周围寻找阳性反应点，包括结节样、条索样。按压后患者感受最疼痛酸胀的点，此即为有阳性反应点，也为最佳“足三里”，以此为腧，方能效如桴鼓。

病案（急性胃脘痛案）

患者张某某，女，45 岁。因“反复胃脘部疼痛 2 年余，再发加重 1 天”患者平素工作繁忙饮食不规律，加之家庭变故情志不遂而诱发胃脘痛，1 天前因公司繁忙不顺心而再发胃痛并加重，经友人介绍前来就诊。现症：患者胃痛，拒按，晨起口苦，正值月经前期，乳房稍有胀痛，舌红，苔薄黄，脉弦细。1 年前体检胃镜是慢性萎缩性胃炎。

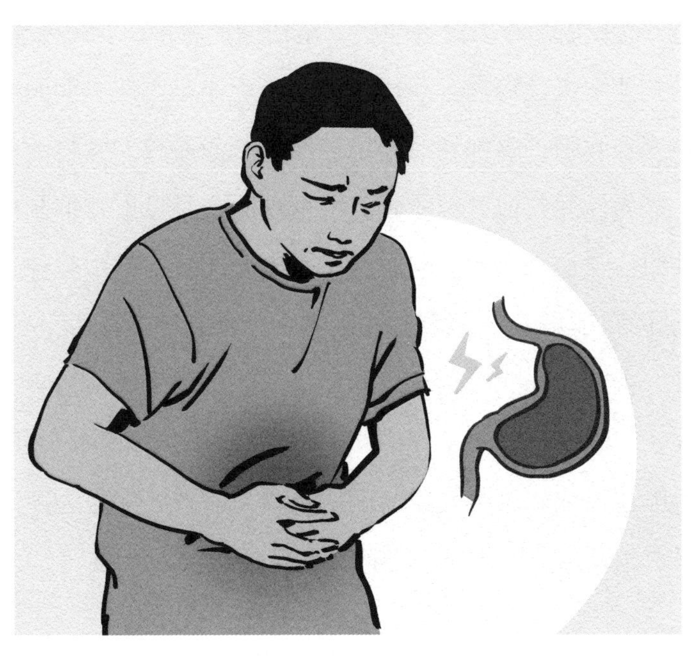

中医诊断：胃脘痛病（肝气犯胃证）；西医诊断：慢性萎缩性胃炎。

治疗：根据四诊合参，患者证属肝气犯胃，胃失和降。法当疏肝理气，和胃止痛。患者就诊时正值胃痛剧烈，葛琳仪先嘱患者平卧，在患者足三里周围寻找痛点，痛点大约位于足三里后1.5寸，靠近胆经阳陵泉穴处，故予按压后针刺，得气后捻转泻法，患者疼痛亦大减。后取穴：中脘、内关、阳陵泉、太冲、三阴交、期门，所选穴位常规消毒，针刺深度以得气为度，得气后平补平泻。留针30分钟，后嘱普通门诊每日1次。一次治疗后患者胃痛明显缓解，1周治疗后患者自觉胃脘部无不适。

（二）呃　逆

呃逆俗称“打嗝”，是指气从胃中上逆，喉间频频作声，声音急且短促，是一种由于横膈膜痉挛引起的常见现象。本病在生活中常见，轻者偶然发作，常可自止。重者呃逆发生频繁或呈持续性打嗝1天以上，临床重者可见连续呃逆数周甚至数月，重者呃逆顽固难愈，可称为难治性呃逆，需积极治疗以缓解症状，减轻患者痛苦。本病可单独出现，亦并见于其他急慢性疾病。现代西医认为呃逆是膈肌、肋间肌的不自主地同步剧烈收缩，膈神经、迷走神经受刺激所致。并将呃逆可分为中枢性、外周性和其他原因所致。中枢性呃逆是反射弧抑制功能丧失导致。外周性呃逆是反射弧向心路径受刺激而致，其中膈神经的刺激包含纵隔肿瘤、食管炎、食管癌等；膈肌周围病变包括肺炎、心肌梗死、膈下脓肿、食管裂孔疝等；迷走神经刺激包括胃扩张、胃炎、胃以及胰腺炎等。其他包含全身麻痹、药物、术后、精神因素等引起的呃逆。中医认为呃逆一症，总由气逆动膈所致，尤以胃气上逆为主，其治疗以和胃降逆、顺气止呃为原则。针灸治疗呃逆效果良好。

病案（顽固性呃逆案）

患者高某某，男，55岁。因“反复呃逆10年余，再发2月余”就诊。患者既往有反复呃逆病史，每次呃逆数日至数周不等，当地医院予药物或针灸治疗后症状消失。此后每年呃逆3～5次，呃逆时间越来越长。半年前呃逆2月余，经多地各种治疗，家属诉不知何种作用起效，呃逆止。2月前再发呃逆，一直持续至今，故来就诊。现症：患者持续性呃逆，洪亮有力，身形肥胖，腹部膨隆明显，自诉除呃逆，其余无明显不适。胃纳尚可，平素纳佳，夜寐一般。大便2日一行，舌红，苔厚白腻，脉滑数。有慢性乙型病毒性肝炎病史，肝功能中度异常，服用抗病毒及护肝药物。脂肪肝。反复头颅、胸腹、胃肠镜检测未见明显异常。

中医诊断：呃逆病（痰热中阻证）；西医诊断：膈肌痉挛，慢性乙型病毒性肝炎，脂肪肝。

治疗：葛琳仪认为患者体型肥胖，纳佳，喜烟酒肥甘厚腻，根据四诊合参，考虑痰湿中阻，郁久化热，致燥热内生，腑气不行，胃失

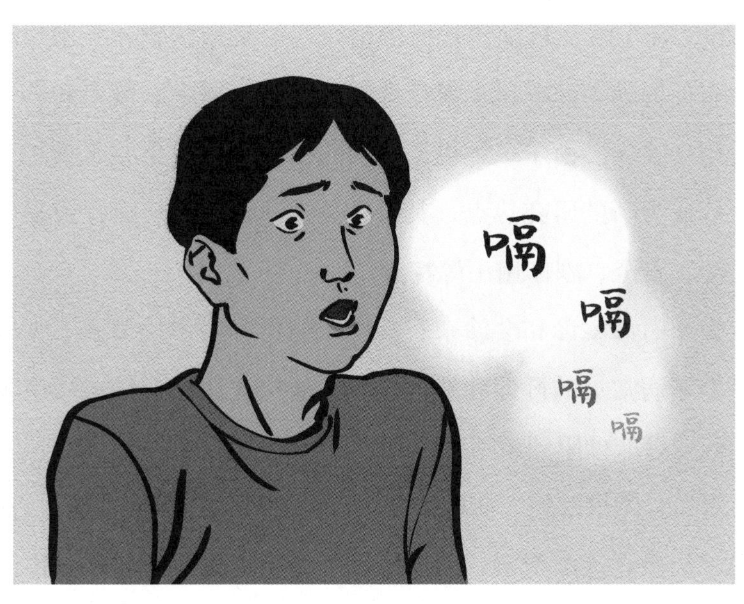

和降，胃气上逆动膈，发为呃逆。故当清热化痰，降逆止呕。考虑患者肝功能中度异常，外院长期服用中药治疗，故本次首先针灸治疗。针刺攒竹、膻中、中脘、内关、足三里、膈俞、丰隆、曲池、阴陵泉。所选穴位常规消毒，针刺深度以得气为度，得气后平补平泻。膻中和中脘接电针，100Hz，强度以患者耐受为度，留针 30 分钟。起针后，膻中、中脘加拔火罐，膈俞横向游走罐，皮肤紫红色为度。每日 1 次。3 次治疗后患者呃逆间断发展，1 周后呃逆消失。本方中攒竹、膻中、中脘、内关、足三里、膈俞为治疗呃逆的主穴，同时配合丰隆、曲池、阴陵泉清热和胃，健脾化痰。配合电针（密波）和拔罐，缓解肌肉痉挛。故疗效可。

（三）胃轻瘫

胃轻瘫是常见的消化系统疾病之一，主要症状表现为胃胀、早饱、食后饱胀感、恶心和呕吐。本病的发病机制较复杂，一般认为与自主神经病变、胃肠道平滑肌病变有关。高血糖亦能抑制胃蠕动，导致胃排空延迟。在成人中，特发性、糖尿病和术后胃轻瘫的发病率分别为 36%、29% 和 13%。目前胃轻瘫的治疗一般采用药物和手术疗法，常用药物有促胃动力药、胃动素受体激动剂等，胃电刺激术和手术治疗也常应用于临床。由于单纯以西医西药治疗本病效果并不理想，中医特色治疗成为新的研究热点。其中针灸疗法治疗胃轻瘫疗效显著，且具有简便、安全、副作用小等特点。

从临床门诊就诊和会诊来看，糖尿病胃轻瘫占比最多。糖尿病胃轻瘫是糖尿病常见的慢性并发症之一，通常被认为是糖尿病患者胃肠道神经病变等非梗阻因素所致，其临床表现主要为恶心、呕吐、腹胀、早饱、腹痛、体重减轻、便秘或腹泻以及剧烈的血糖波动等。近年来，随着糖尿病患者逐渐增多，糖尿病胃轻瘫患者也逐年增多。由于糖尿病病程长，或血糖控制不佳，有5年以上糖尿病病史的患者中存在大约50%的胃轻瘫患者，严重影响药物的吸收，出现并发症，严重降低患者的生活质量。由于对糖尿病胃轻瘫发病机制的认识尚不完全清楚，因此在治疗过程中也有很多的局限。目前，西医对于该病的治疗主要是从控制血糖、改善胃肠动力，促进胃排空以及对症治疗等方面入手，疗效并不理想。且长期服用促胃动力药，易产生耐药性及引发诸多不良反应。

葛琳仪认为，中医古代文献中并无糖尿病胃轻瘫的病名，但根据其主要临床表现可将该病归属“痞满”“呕吐”“胃痛”等范畴。糖尿病，中医学称为消渴病，其基本病机为阴虚内热，久则损伤脾胃，导致脾胃虚弱，气机不畅，脾胃升降失常，故而出现胃轻瘫症状。《景岳全书·杂证谟·三消干渴》曰：“不能食而消”。《考证病源》也记载，“消渴有三……不能食者必传中满腹胀”。《心法附录》云：“……腹满痞塞，皆土之病”。《景岳全书·痞满》言“怒气暴伤，肝气未平而痞”。因此，糖尿病胃轻瘫病位在胃，与肝、脾关系密切。胃轻瘫主要由感受外邪、内伤饮食、情志失调等病因引发，基本病机为中焦气机失调，脾胃升降失常。临床发现针灸疗法治疗胃轻瘫疗效显著，值得推广。

病案（糖尿病胃轻瘫案）

患者韩某，男，65岁。因“胃脘部胀满、呕吐3月余，加重半月”就诊。患者发现2型糖尿病8年余，口服降糖药物6年余，既往血糖控制一般，没有定期监测。近3个月来反复出现胃胀、腹胀、偶有恶心，餐后明显。初期自我按揉及服用健胃消食片后症状改善。后上述症状逐渐加重，并出现呕吐，呕吐物为胃内容物，前往当地医院就诊。行ECT胃排空检查及胃肠镜检查，考虑糖尿病胃轻瘫，先后予潘立酮、莫沙必利、红霉素等多种药物治疗，并使用胰岛素调控血糖。患者自述初期有改善，但近半月症状再次加重。现症：患者有早饱、胃腹胀满，数次餐后恶心呕吐，吐出为胃内容物。乏力，纳差纳呆，入睡困难，易醒，大便 3 ~ 5 日 1 行，无便意，大便解出后质软。夜尿多。舌淡胖有齿痕，苔白腻，脉细滑。

中医诊断：痞满病（脾胃虚弱证）。西医诊断：糖尿病胃轻瘫，2 型糖尿病，慢性浅表性胃炎，脂肪肝。

治疗：患者属脾胃虚弱，中焦气机升降失常，升清降浊功能失调，胃气上逆动膈。法当健脾和胃，通腑降气。针刺中脘、内关、足三里、下巨虚、天枢、太冲、脾俞、胃俞、胃脘下俞。所选穴位常规消毒，针刺深度以得气为度，得气后平补平泻。足三里、下巨虚接电针，100Hz，强度以患者耐受为度，留针 30 分钟。腹部穴位弱刺激，得气为度。脾俞、胃俞、胃脘下俞得气后行温针灸。每日 1 次。当日治疗后患者大便解，自诉胃部胀满感减轻。5 次治疗后患者呕吐症状消失，早饱感减轻，自觉胃肠蠕动加强，舌淡胖有齿痕，苔腻，脉细滑。继前治疗，每周 3 次，连续 2 周，患者自诉胃脘部无明显不适，基本恢复正常，血糖逐渐平稳。

在本次治疗方案中，中脘、内关、足三里为治疗胃部不适的主穴，配合背俞穴（脾俞、胃俞）健脾和胃。腹部穴位弱刺激，足三里、下巨虚接电针强刺激，促进胃肠蠕动。胃脘下俞调整胰腺功能。《临证指南医案》曰："治肝可以安胃。"故加用太冲疏肝理气，提高针灸治疗有效率。诸穴合用，众法合施，共奏健脾和胃，通腑降气之效，故临床疗效满意。

第九章

工作室外延之内脏康复

◎

健康的器官或脏器皆有其自身生理节律。人体内脏不仅被浆膜所包裹，还通过筋膜、韧带等各种组织与其他器官相连。正如中医所谓“一气周流”，人体五脏气机升降有序，则功能正常。气机失常，则百病由生。胃肠功能紊乱是指存在显著的、反复发作的消化道症状，但未见胃肠道形态、生化异常的一组病症，是临床常见疾病之一。从中医而言，葛琳仪认为该病机是气机升降失常，脾升胃降功能失调所致。基于以上认识，葛琳仪工作室在治气的思想指导下，开展了以胃肠康复为目标的内脏康复理论及技巧探索。

一、内脏康复

在临床中，葛琳仪指出气机失常是胃肠功能紊乱发生的主要启动因素。从现代医学而言，紧张、焦虑、压力过大等导致大脑皮层下丘脑功能紊乱，进而引起胃肠道等内脏功能障碍。其主要临床表现为反酸、嗳气、恶心、腹胀、剑突下灼热感等。特别是情绪变化时，症状也随之改变。例如我们常见的肠道神经功能紊乱，又称为肠易激综合征，表现为腹痛、腹胀、腹泻、便秘等，对于治疗上也是以专科对症治疗为主。如痉挛疼痛用解痉镇痛药物、消化不良用胃动力药物、便秘用润滑剂等等，对于有明显的精神症状的患者，给予抗焦虑抑郁药或心理治疗，部分患者会有症状的缓减，但是也有部分患者未发现有精神疾病问题。或者经过药物对症治疗后症状没有改善。腹胀、腹痛、便秘等症状是否存在其他的生理机制呢？葛琳仪指出，基于调畅气机思想指引下内脏松解术、盆底筋膜手法促进胃肠康复训练等将是我们有力的治疗手段。

二、内脏松解术

内脏松解术是用轻柔的手法作用于身体特定的解剖位置，以促进内脏器官与相邻结缔组织的正常活动度、运动功能与张力状态，潜在地改善各个器官及全身机体结构完整性与相互活动之间的协调性。内脏松解术创始人让 – 皮埃尔（Jean–Pierre）通过解剖尸体，发现能够通过遵循组织的压力模式以及潜力来调整机体的线性张力，并引入了内脏系统概念。他在临床整脊治疗中，探索针对胃的手法治疗与背部疼痛之间的关联，这成为内脏松动治疗手法的雏形。1985 年，巴雷尔（Barral）发现增生组织产生更大机械张力，拉动周围组织，从而促成了整体和局部内脏听诊的理论和技术。同时对技术理论进一步扩展、细化和调整，发展成了一个全面的内脏松解术系统。

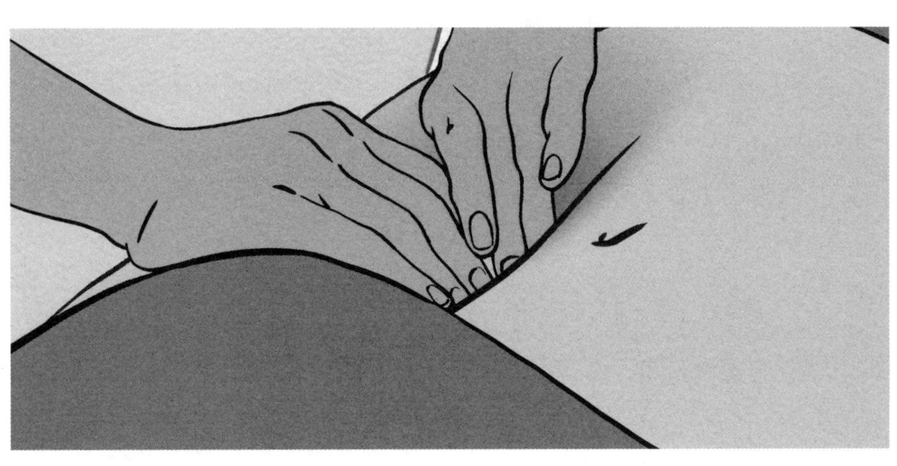

内脏器官的运动主要分为能动律和原动律。能动律是指肢体各种自主运动或呼吸过程中肌肉筋膜运动引发的脏器规则节律性运动。躯干和骨盆形成以骨骼、肌肉、筋膜等构成的外在结构，包绕保护内脏器官。原动律是指脏器本身固有的内源性、自动性的节律运动，这种运动不受任何外在因素的影响，是活体组织的一种功能表现。这种节律运动非常缓慢且振幅极小，几乎无法察觉。

正如《素问·六微旨大论》曰："升降出入，无器不有。""故无不出入，无不升降，化有小大，期有近远，四者之有，而贵常守。"由此可见，常守升降之法是在运动中对"失调"或"失衡"进行调整的一种及时、有效的诊治手段，即所谓"升降通百病"。而内脏松解术、盆底筋膜手法和胃肠康复训练正是通过恢复气机升降出入恢复机体功能。

人体的健康有赖于机体内部脏器的强壮，通过不同的方法让脏器运动充分舒适自由。只有当内部脏器运动相对自由时，脏器的解剖结构和周围的结缔组织张力才会处于正常状态，脏器功能也处于最佳状态。当脏器与邻近器官及结缔组织发生结构和张力异常时，某一脏器将会表现出运动费力，缺乏活力，此时也会表现出生理功能低下或出现脏器功能障碍。

常见的内脏运动受损因素主要有以下几种。

（1）膈肌因素：膈肌是人体最重要的呼吸肌，占所有呼吸肌功能的 60% ~ 80%。膈肌与腹横肌、多裂肌、盆底肌群共同构成了人体的核心肌群。核心肌群对维持腹内压、支撑腹内脏器结构产生重要影响。

（2）机械因素：腹部瘢痕、产后腹直肌分离、姿势异常、肥胖等，都会导致腹部筋膜张力异常，使得脏器筋膜容易往高张力处移动，将周围脏器和筋膜束缚于此。长此以往，容易使这些筋膜滑动异常，脏器关节粘连或错位，不能与其他脏器协调运动，久而久之就会造成脏器筋膜以异常的模式律动。异常律动刺激就会造成脏器功能障碍，也容易使脏器从功能障碍转变成器质性病变。胃、小肠和结肠等空腔脏器筋膜的功能可能会受外界因素的影响，如剧烈运动时，脏器筋膜也受到强大的牵拉力，机械张力的变化使得内脏平滑肌刺激而痉挛，从而出现腹痛、腹胀、腹泻等消化道疾病症状。孕妇或腹部占位性病变患者，因腹部膨隆而导致腹部脏器筋膜结构功能的异常，此时腹内脏器的律动大大受到影响，易出现消化不良、腹胀、腹痛、便秘或腹泻等消化症状。当分娩或手术后，腹内脏器产生巨大压力变化，能否回到相对正常的解剖结构功能，与部分支持性肌肉筋膜受损有很大关系。

（3）心理因素：情志是影响脏器功能重要的因素之一。精神紧张、焦虑抑郁等使得机体的内脏筋膜时刻处于高张或低张状态，影响着脏器的运动。同时心理障碍容易使得大脑自主神经功能紊乱，对周围神经反射敏感度降低，调控能力降低。以上多重因素的影响，使得腹内脏器运动功能紊乱，从而影响脏器的生理功能。中医把人的“喜、怒、思、忧、恐、惊、悲”称为“七情”。七情的变化与脏腑功能密切相关，“喜伤心、怒伤肝、思伤脾、悲忧伤肺、惊恐伤肾”。七情过于强烈持久，易导致阴阳失调，气血运行不通，从而影响脏腑功能。因此心理异常是一种巨大的潜在致病因素，而内脏器官功能也是身心健康的晴雨表。

（一）内脏康复的实施和评估

内脏松动术的常用评估方法有触诊、叩诊和听诊等。触诊可以得知体腔壁的张力大小，叩诊可以得知器官的所在位置及大小，听诊可以得知空气、血液及分泌物的循环状况。肌肉活动对能动律影响很大，因此肌肉骨骼进行的测试即运动测试也非常重要。脏器功能的测试方法有很多，每个测试都由很多精准的动作组成，但就脏器节律运动而言，有其特有的方法就是倾听。倾听，这个名称是由罗林·贝克尔（Rollin Becker）提出。就是强调检查内脏功能的过程中，务必以稳妥、轻柔的方式“倾听”人体的“声音”。对任何脏器的原动性来说，倾听是用来判断节律运动轴向与振幅最重要的技术。尽管用来“倾听”的手是完全被动的，让检查者的手被动地跟着感觉而动，所谓的原动是一种缓慢而带着微弱振幅的节律运动。这种律动缓慢出现，接着停止，之后再重新开始并持续循环。检查者要专心倾听于被检查脏器上，来回几个循环后，就能逐步掌握节律运动的频率、振幅与方向。

（二）治疗模式选择

内脏松解术是通过松解脏器受限的组织、促进体液的循环、脏器感觉的输入等，达到恢复正常的生理律动。内脏器官处于我们人体躯干之中，对于很多姿势的异常、呼吸功能的减弱、肌肉和骨关节的疼痛和运动减弱等密切相关。但是这些理念很多治疗人员尚未认识到。内脏松解术不仅关注内脏的功能，而且关注内脏对整个机体功能的影响，使脏器的律动与肌肉活动神经支配相协调。

1. 调整呼吸模式

人体内最大的吸气肌是膈肌，膈肌的运动在很大程度上影响着呼吸模式。当我们久坐或长期低头工作时，膈肌的运动幅度大大减低，同时胸锁乳突肌、斜角肌等肌肉紧张代偿，从而导致呼吸时胸廓上下活动度增大的耸肩模式。正确的呼吸模式应以膈肌为主导的腹式呼吸为主，提高膈肌的运动幅度及柔韧性，调整胸廓的活动范围，使得整个胸、腹腔维持较好的压力平衡，让脏器及其周围的筋膜在“舒适”的环境下保持应有的节律活动。

2. 恢复自然状态

机体的健康协调稳定与八大系统，即神经、呼吸、消化、内分泌、循环、泌尿、生殖、运动系统息息相关，不同系统之间器官由体内纵行交错的筋膜相互串联在一起，因此筋膜在体内承担着重要的角色。筋膜中的感受器是肌肉中的 4 倍，因此体内物理张力和化学刺激等内环境的改变，都可以通过遍布全身的筋膜感受器来感知。当我们在应激状态下，人体处于紧张状态，肌肉张力自然增加，从而这种张力也会传递于我们的内脏筋膜，使内脏功能处于异常状态。内脏松动术可以通过手法来改善这种异常的张力，以达到内脏筋膜正常的张力，形成正常内脏律动模式，改善器官状态、功能和体液的循环。

3. 改善神经调节

不同的内脏器官在相应的脊柱体表能找到相应的脊髓神经节段，通过对神经节段松解和感觉输入手法治疗达到相应内部器官的治疗。脊柱相关椎体的手法治疗可通过感觉神经元的信号传入，达到调节内脏消化系统功能的作用。

（三）治疗技巧

内脏手法治疗的目标就是利用精确轻巧的力度，重新启动原动循环与能动循环。内脏手法治疗有三大技术：配合短力臂操作的直接技术（针对能动律问题）、配合长力臂操作的间接技术（针对能动律问题）、强化法（针对原动律问题）。

1. 直接技术

用来影响能动律，方法是根据目标脏器的类型采用单手或双手的指腹来操作。首先，以轻小的力度慢慢牵引目标器官（全部或局部）；接着，在维持牵引力度的状态下顺势松动。松动方法是利用短小且反复的推拉动作完成。操作的速度要缓慢，频率通常维持在每分钟 10

次一个循环。此方法可以促进脏器以正常的振幅朝着正确方向产生节律运动还能增加支撑结构的弹性。

2. 间接技术

主要用来影响能动律，方法是配合较长的力臂间接松动器官。长力臂的使用通常用来松动或增加张力效应，此法用在无法直接触及的器官（肺、纵隔腔）非常有效，间接和直接技术通常会混合使用。

3. 强化技术

正常的生理节律运动会围绕着中立点而活动。强化法的操作时应确定哪个方向有较大的活动度（往膨胀期或往消退期），再往活动度大的方向施加压力，扩大其活动度范围。强化技术对于原发肌肉类的限制效果较佳，针对限制的原发器官一定要以强化法来结束治疗。

以胃下垂治疗为例。①直接技术操作：患者取坐位，治疗人员位于患者背面，将手指置于肋骨下缘（与锁骨中点与肚脐连线的交叉点），将胃底部与部分胃大弯往腹腔后上方推，同时将患者身体慢慢往前弯，手指尽可能往上深入腹腔，结束时将患者躯干往左旋转，用以拉开胃底部与幽门窦的距离。一次治疗结束时让患者身体慢慢地向右转回来，同时将胃往上往外推。②间接技术操作：患者在进行仰卧位，治疗师将患者双下肢抬高，将胃往左旋转的直接技术的过程中，再配合双下肢的活动。③强化技术操作：根据胃的节律运动不同期的活跃程度，治疗师的手势根据节律运动活跃程度较大期，被动地跟随并促进节律运动的进行。

（四）治疗注意事项

内脏筋膜调理具有精度高、力度小的特点；手部放松轻柔，并且消除治疗师自身的紧张感；治疗时要保持心态平和，切勿急于求成的紧迫感；每次治疗时，患者必须与治疗师协调，感受正在治疗脏器的活动节奏、动力和阻力。治疗时间结束但治疗并没有结束，会持续几天甚至更长时间。

对于炎症急性期、腹主动脉瘤、出血性溃疡、血栓形成、出血或骨折、妊娠期等情况，治疗的力度要更轻柔，因为组织更脆弱。其他还包括糖尿病、服用抗凝药或可的松的患者、放射治疗或化疗后、浅静脉扩张（静脉曲张）、异物–IUD（宫内避孕器）、起搏器、支架等。

三、盆底肌结构功能对排便的影响

（一）盆底的解剖

盆底肌在耻骨、尾骨和两侧坐骨结节之间，封闭骨盆的下出口，它像吊床一样支撑着盆底器官，使得盆腔脏器于正常位置。盆底肌上男性有两个出口（尿道和肛门），女性有三个出口（尿道、阴道、肛门），此时盆底肌作为这些通道的括约肌。

盆底肌由外向内分为3层。①浅层：由会阴浅筋膜（Colles筋膜）、会阴浅筋膜、会阴浅横肌、球海绵体肌、坐骨海绵体肌和肛门外括约肌组成。整个浅层的盆底肌不仅起到支撑盆底脏器、刺激勃起功能，还起到括约功能的作用。会阴浅横肌承托盆腔脏器、固定会阴体以及加固中心腱的作用；球海绵体肌括约尿道和阴道口，同时参与性功能；坐骨海绵体其主要作用是帮助阴蒂勃起功能，参与性功能；肌肛门外括约肌主要作用为平时闭合肛管，排便时助于排便。②中层：主要由会阴深横肌及阴道尿道括约肌（环绕尿道、控制排尿）构成，具有加固盆底、支撑脏器的作用。会阴深横肌收缩时可以加强中心腱的稳定性，同时固定阴道；阴道尿道括约肌其主要作用是缩紧尿道和阴道口。③深层：是盆底最坚固的一层，由肛提肌（耻骨直肠肌、耻尾肌、耻骨阴道肌、髂尾肌）和尾骨肌组成，其作用为支撑盆腔脏器，参与性功能，但最主要的是控制大便。耻骨直肠肌是控制大便的主要肌群。尾骨肌主要作用为活动尾骨，在女性分娩过程中，尾骨肌舒张，增大骨盆出口，有利于胎儿娩出。

肛直肠角：从上面的盆底解剖我们可以了解到，耻骨直肠肌起自耻骨，肌纤维绕过直肠与肛管交界处的两侧和后方，形成“U”形环绕带，这条“U”形带向前上方牵拉，使得直肠下段与肛管轴线形成了夹角，这个夹角就是肛直肠角。正常状态时肛直肠角度端坐位时为80° ~ 90°，蹲下时将达到100° ~ 110°，因此蹲位时排便更轻松。肛直肠角在排便功能上有重要意义，平时耻骨直肠肌呈收缩状态，肛直肠角度小，大便不易排出；但排便时耻骨直肠肌舒张，肛直角变大，粪便容易排出体外。因此盆底肌无力时，可能会导致大便失禁，加强盆底肌肌力训练，是治疗大便失禁的重要手段之一。如果盆底肌肉张力过高，使得肛直肠角度变小，就可能引起大便不易排出，可能导致

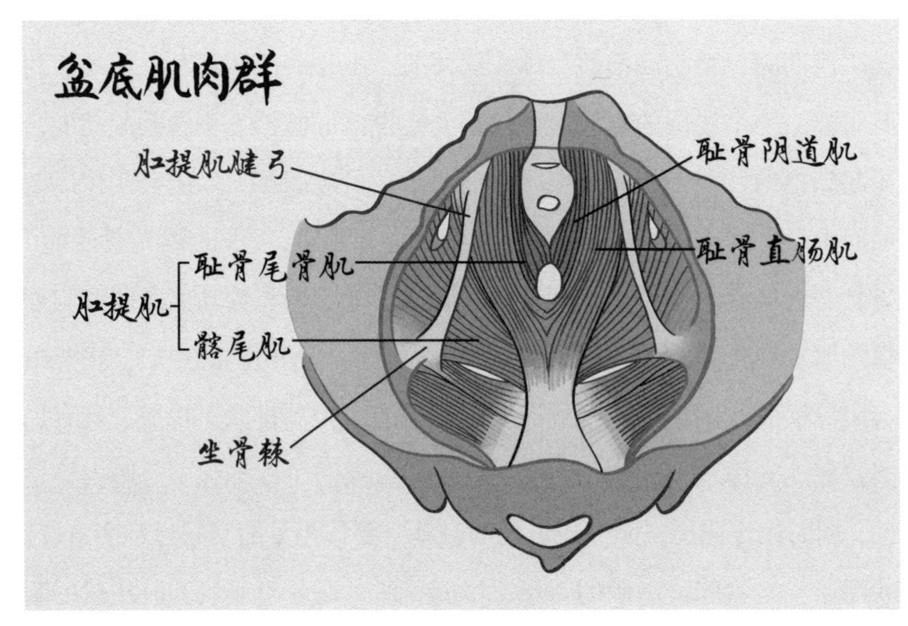

便秘。在便秘的研究中发现，肛直肠角普遍存在力排变小的问题。维持正常动态变化的肛直肠角是控制排便和更好地排出大便的重要因素。

（二）排便的生理机制

人体正常的排便机制主要包括排便低级中枢（脊髓排便中枢）和排便高级中枢（大脑皮层中枢）。

排便低级中枢（脊髓排便中枢）：当肠的运动将粪便推入直肠时，粪便就会对直肠末端的感受器产生压迫刺激作用，此时感受器发出的冲动经盆内脏神经（感觉纤维与副交感神经同行）传至脊髓骶神经（S2–S4）和腹下神经（感觉纤维与交感神经同行）传至腰段（L1–L3）的初级排便中枢。同时上传到大脑皮层高级中枢受到神经信号刺激，通过盆内脏神经（副交感神经）的传出冲动，导致降结肠、乙状结肠和直肠收缩，肛门内括约肌反射性地舒张，同时阴部神经中的冲动减少，肛门外括约肌舒张，使粪便排出体外。在排便过程中，支配腹肌和膈肌的神经兴奋，腹部肌肉和膈肌也发生收缩，使得腹内压增加，肠道运动更快更有力，利于大便排出。

排便高级中枢（大脑皮层中枢）：正常人的直肠壁内的感受器对粪便的压力刺激具有一定的阈值，当达到此阈值时就会引起排便反射。

大脑皮层高级中枢对低级排便中枢有双向调控作用。如果环境允许，可以完成排便过程；但如果环境不允许，大脑皮层高级中枢下达抑制低级中枢的排便冲动，直肠反射性舒张，肠腔扩大，肛门外括约肌加强收缩，抑制排便过程。但是如果对便意经常予以制止，会使直肠感受器逐渐失去对粪便压力刺激的正常敏感度，粪便在肠道内停留过久，水分吸收过多而变得干燥，引起便秘。这也是便秘产生的常见原因之一。

（三）盆底、直肠评估

常用的盆底肌评估有表面肌电评估，包括前静息状态下肌电、快肌纤维收缩强度、慢肌纤维收缩强度、快慢肌协同收缩强度、运动后静息状态下肌电；直肠功能评估有肠最大耐受容量、最大收缩压、肛管静息压、直肠静息压等。

（四）盆底康复治疗

1. 盆底电刺激

利用低频脉冲电刺激，通过阴道或肛门内置电极作用于盆底肌群，在适当的强度下刺激神经肌肉，从而使肌群力量增强，改善盆底肌群的结构和功能，改善排便功能。

2. 盆底生物反馈治疗

通过采集患者盆底肌群的表面肌电，将生理信号放大，并进行加工，以图文或声音的形式反馈给患者，让患者能更易感知并有意识地参与训练中。通过不断的“动作→反馈→学习→再动作”重复模式，逐步形成盆底肌的自我控制能力，形成排便控制意识。

3. 盆底磁刺激

通过外接磁场对盆底肌刺激、骶神经调节，从而引起盆底肌收缩，增强盆底肌群的功能。盆底磁刺激具有非侵入性、高穿透性、高强度、无痛刺激的优点。

4. 手法治疗

手法治疗主要用于盆底肌张力高而导致的便秘患者。给予盆底肌筋膜拉伸和按压盆底肌及肌筋膜触痛点，特别给予耻骨直肠肌和肛周内外括约肌进行牵拉。

四、胃肠康复的实施

葛琳仪反复强调，运动是最好的药物，任何药物替代不了运动。从运动康复调整胃肠道功能，可以增强胃肠道的蠕动，促进消化液的分泌，加强胃肠道的吸收和消化功能，改善胃肠道的血液循环，改善胃肠道的菌群，提高肠道黏膜的防御机制。

（一）呼吸训练技巧

1. 腹式呼吸

鼻吸口呼式呼吸。患者仰卧位，屈髋屈膝放松体位。吸气时，腹部轻轻鼓起，感觉空气深深地进入腹部，呼气时，缩唇缓慢呼气，慢慢收紧腹部，吸气和呼气时间比值为 1 ：2，重复 10 ~ 20 次。

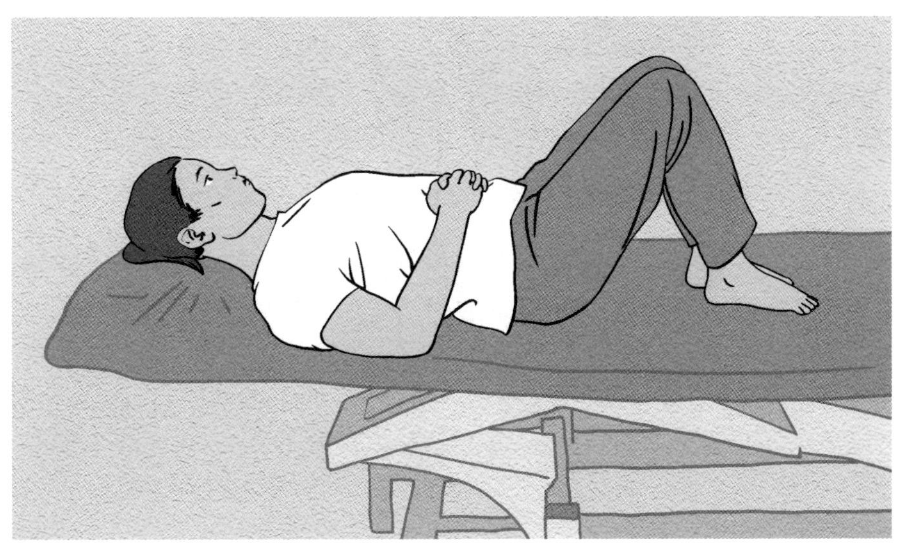

2. 伞式呼吸

患者端坐位，放松体位，双手放在两肋下胸廓，肩膀下沉时将下胸廓向两边扩张，感觉手在肋骨扩张时被撑开。慢慢呼气，同时利用腹肌使肋骨下沉，吸气和呼气时间比值为 1 ∶ 2，重复 10 ~ 20 次。

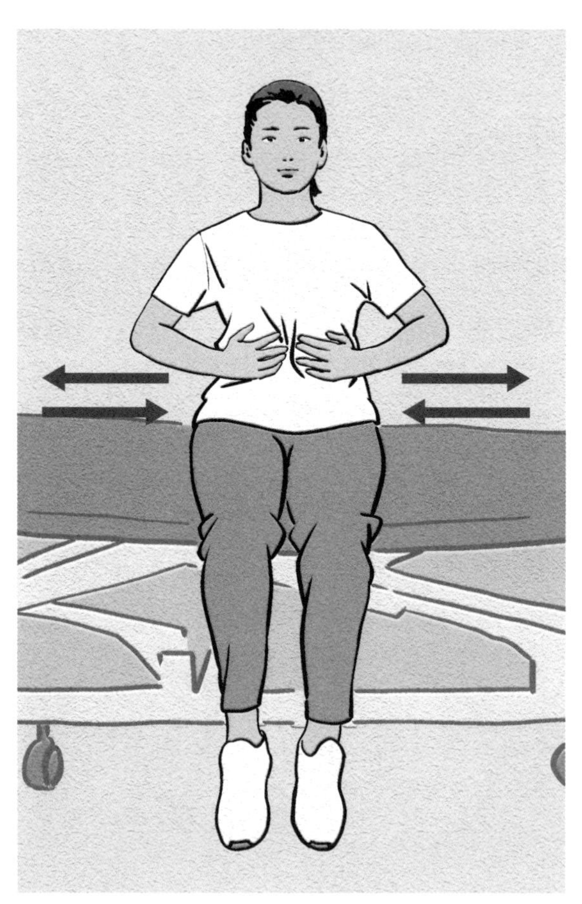

（二）核心肌群训练技巧

1. 平板支撑

患者俯卧位，肘部、膝盖支撑，然后将臀部轻轻抬起，腹部骨盆离开床面。使腹部收缩，将头部、背部、臀部保持一个平面内，不要抬得过高。配合呼吸，每次维持 20 ~ 30 秒，重复 10 ~ 20 次。

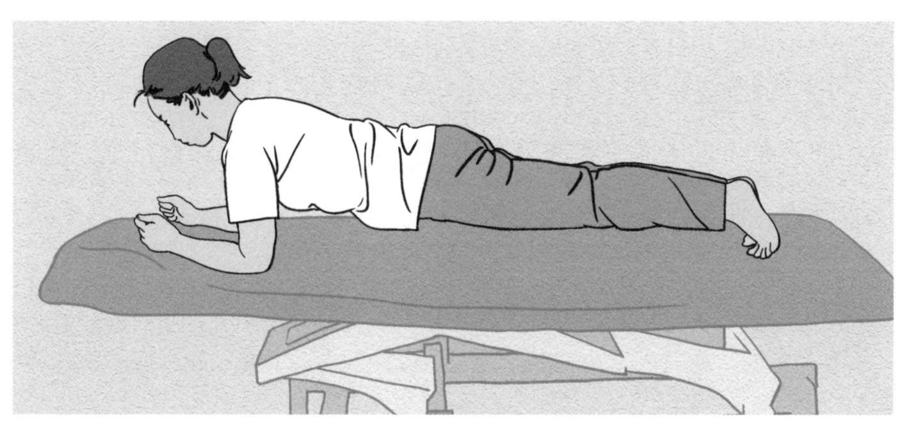

2. 卷腹训练

患者仰卧放松体位，保持双腿伸直或屈曲，腹部肌群用力，头部和肩膀离开床面，同时配合呼吸，卷腹时以呼气为主，每次维持 5 ~ 10 秒，重复 10 ~ 20 次。

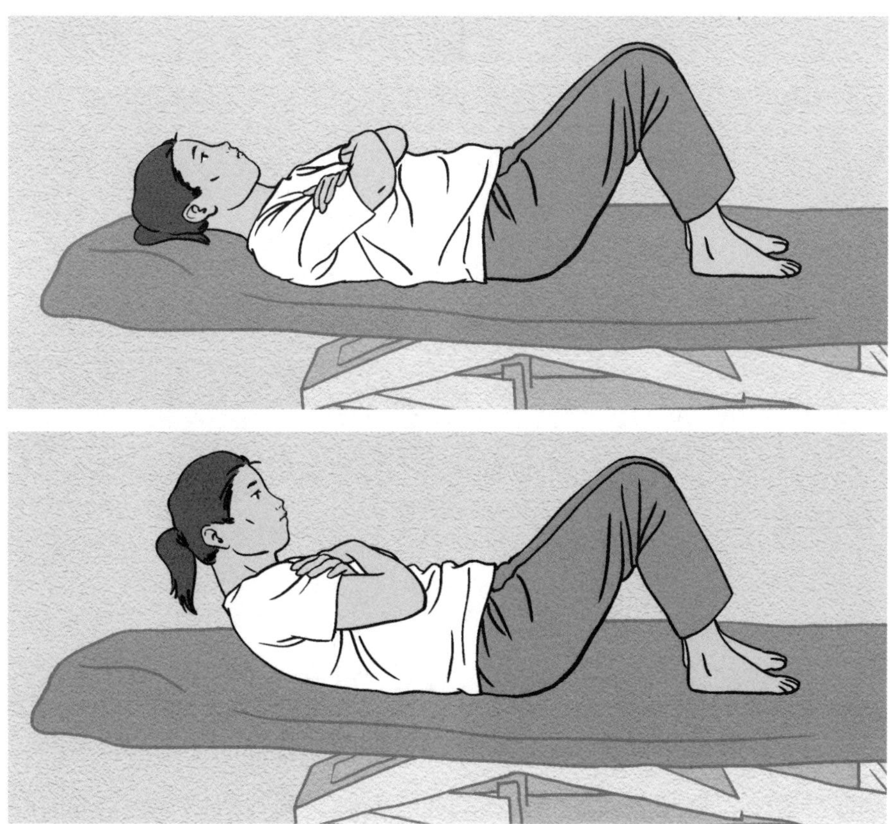

3. 空中踩自行车训练

患者仰卧放松体位，将一侧腿屈髋屈膝 90°，缓慢伸直并向下靠近床面直至靠近床面，弯曲另一侧腿重复该动作，像踩自行车一样。配合呼吸，伸腿时呼气为主，重复 10 ~ 20 次。

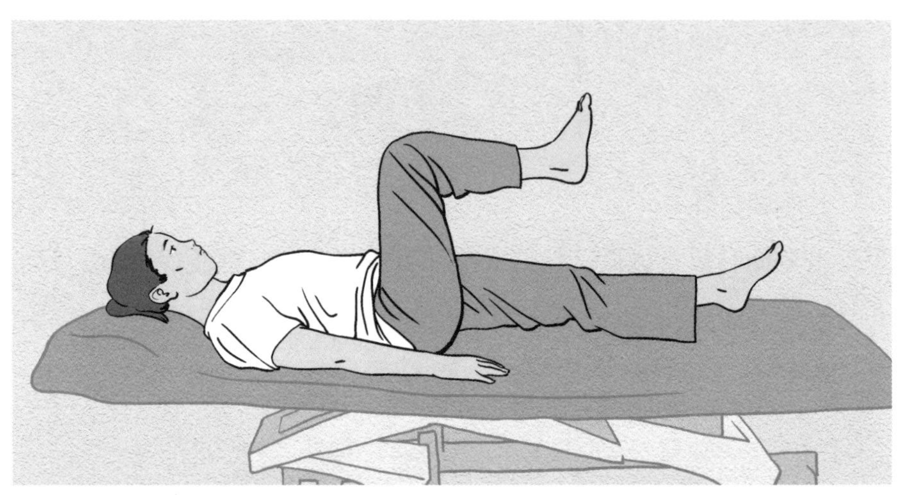

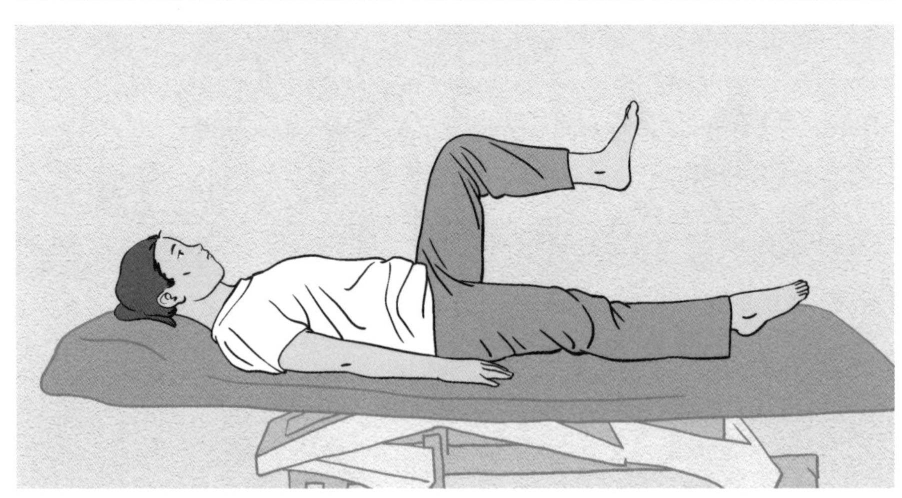

4. 桥式运动

患者仰卧自然呼吸，屈膝放松体位。慢慢将骨盆朝胸部方向翘起（后倾），背部平躺在床上，然后慢慢将你的臀部向上抬起，臀部和腰骶部发力，使膝和髋保持一条直线，两膝之间与肩同宽，抬起时呼气为主，抬起骨盆后保持 5 ~ 10 秒。然后慢慢放下骨盆，放松，重复 10 ~ 20 次。

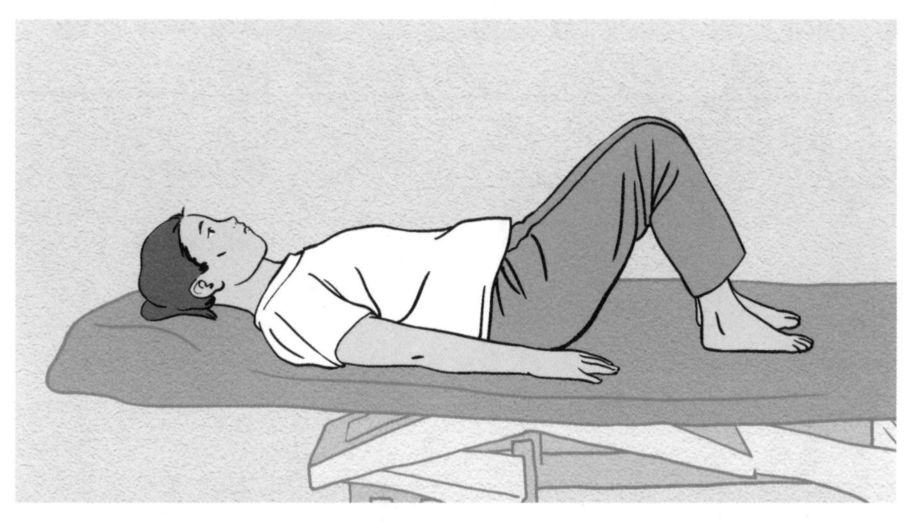

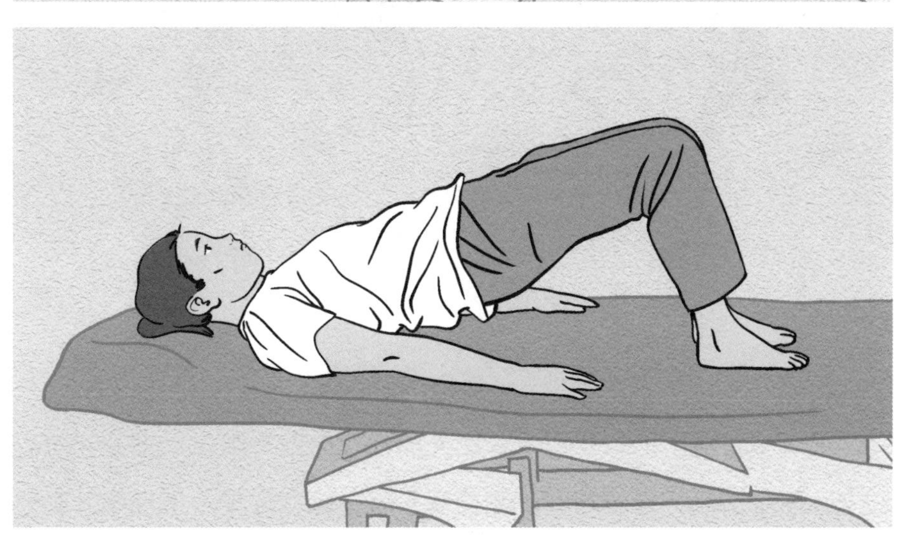

（三）骨盆倾斜动态训练

患者仰卧位，双膝并拢，屈髋屈膝放松体位，让膝盖向一侧小幅度地摆动。回到中间，再向另一侧摆动。在摆动过程中，维持骨盆的稳定，不要抬起对侧的肩膀，缓慢控制该动作，腹肌发力回到中立位，重复 10 ~ 20 次。

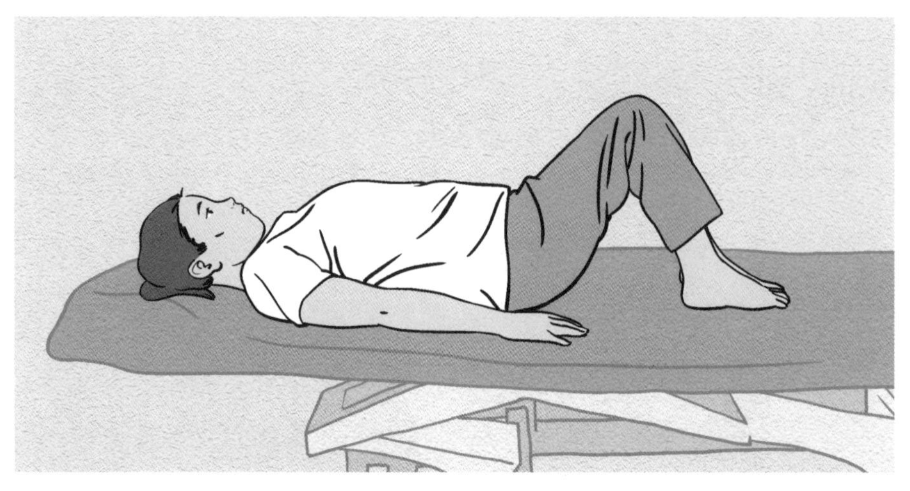

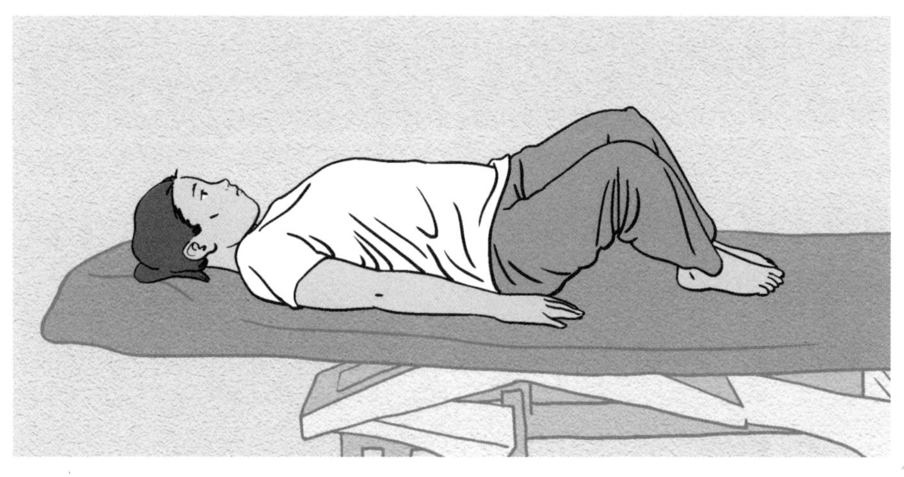

（四）坐-站体位转换训练

患者坐在椅子上，双侧手臂交叉前伸或向前平举，双脚分开与肩同宽，躯干前倾，慢慢站起。侧面观，肩、膝、踝于一条直线，避免膝过伸，直立位稍作停留，慢慢坐下，然后再站起来。配合呼吸，站起时以呼气为主，重复 10 ～ 20 次。

（五）盆底肌练习

患者端坐在椅子上，双脚平放在地板上，保持脊柱直立状态，想象着头顶拉向天花板；或者仰卧位，屈髋屈膝放松体态。做几次深呼吸，确保全身肌肉放松。慢慢收紧肛门以及会阴前部肌肉，注意力专注于盆底会阴部，感觉到在把盆底肌向内侧拉，坐骨向中间靠拢（对男性来说，就像正在把睾丸拉入体内），保持 5 ~ 10 秒。然后缓慢放松盆底肌。配合呼吸，不要憋气，盆底收缩时以呼气为主，重复 10 ~ 20 次。以上运动，10 ~ 20 次 / 组，3 组 / 天。运动强度因人而异，酌情增减。

五、验案举隅

患者程某，男性，65 岁。左髋关节置换术后 5 天，腹胀如鼓，未解大便。患者行“左髋关节置换术”，术后 5 天，大便未解，腹胀如鼓。诊断:“1. 左髋关节置换术后; 2. 腹胀”。请康复医疗中心康复医师会诊，物理治疗师治疗。

康复评定：

视诊：神志清楚，生命体征平稳，腹部鼓胀，呼吸胸廓起伏较小，平静呼吸时测量腹围显示 94cm，最大呼吸时腹围 96cm。

触诊：腹软，无明显压痛，无反跳痛，皮温无明显升高。

听诊：肠鸣音减弱，无异常杂音。

功能诊断： 胃肠功能紊乱。

近期目标：2 ~ 3 天缓解腹胀症状，促进排气排便。

长期目标：回归正常生活。

治疗方案：①内脏手法：患者仰卧位，双上肢自然放松置于体侧。治疗师立于患者右侧，双手放于患者腹部胃肠的体表投影区，提高胃肠道的运动幅度，促进胃肠的蠕动。与此同时嘱咐患者配合呼吸练习，通过呼吸促进腹腔内脏器间的蠕动，从而带动胃肠的蠕动。每次重复 10 次，10 秒 / 次，10 次 / 组，3 ~ 5 组 / 天。②桥式运动：患者仰卧位，身体放松，双手置于身体两侧；屈髋屈膝，骨盆往上抬起时，臀部保持紧张状态的同时，缩肛提肛，使躯干和大腿在同一水平线上为佳。每次维持 5 ～ 10 秒，5 次 / 组，3 ～ 5 组 / 天。若感疲劳即止。③站立训练：助行器辅助下床活动，扭腰运动，深呼吸练习，侧弯腰训练，进一步加强腹部胃肠蠕动功能练习。

经过两天治疗后，患者排便顺利，解大便 1 次，量多，成形，腹胀明显减轻。

【按】患者长期卧床，活动量减少，腹内压降低，呼吸功能减弱，胃肠蠕动减慢，全身气机不畅，升降出入失常，五脏气机升降紊乱，则腑气不通，污浊不排，进一步阻滞气机，通过功能锻炼，患者气机升降恢复，腹胀自消，大便自解。

第十章

展望

◎

推进健康中国建设，要坚持预防为主，推行健康文明的生活方式，营造绿色安全的健康环境，减少疾病发生。要调整优化健康服务体系，强化早诊断、早治疗、早康复，坚持保基本、强基层、建机制，更好满足人民群众健康需求。而中医，就是实现中国健康梦的最有力的途径。

随着社会经济的发展和生活方式的改变，中医药现代化是中医发展的必经之路，中医药现代化的目的就是中医药随着社会发展全面提高中医药防病与治病救人的水平，更好地造福百姓。中医药现代化的

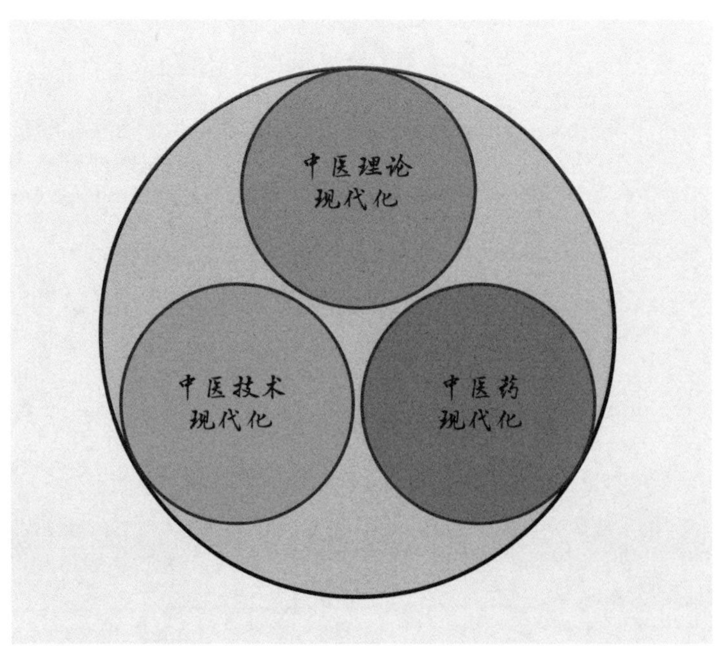

关键在于发展、创新，只有不断发展创新才能更好地推进中医现代化。中医现代化的内容应当包括三部分，即中医理论现代化、中医技术现代化以及中医药现代化。

葛琳仪指出，中医的传承与发展需要老中青三代共同努力，尤其是年轻人创新思想的培养，需要辨证解析目前西医的优势，能够将西医的精华为中医所用，将西医精华融入中医。我们必须清醒地认识到中西医结合、中西医并重并不是单纯的平行关系，而是要在经典治病思想的引导下，积极汲取西医的高效手段，取长补短，融合成高效统一治疗手段，要遵循中医药发展规律，坚持中西医并重和优势互补，建立符合中医药特点的科研体系、服务模式，让中医药在新时代焕发新的生机活力。动力来源于思想，中医理论的创新是一切创新的基础，这需要我们充分研读经典，将经典理论深入生活，积极推动中医药进入千家万户。目前我国中医院临床应用中医药的比例明显减少，中医药产品创新能力不足。由此出现了中医事业萎缩和人才匮乏的现状。

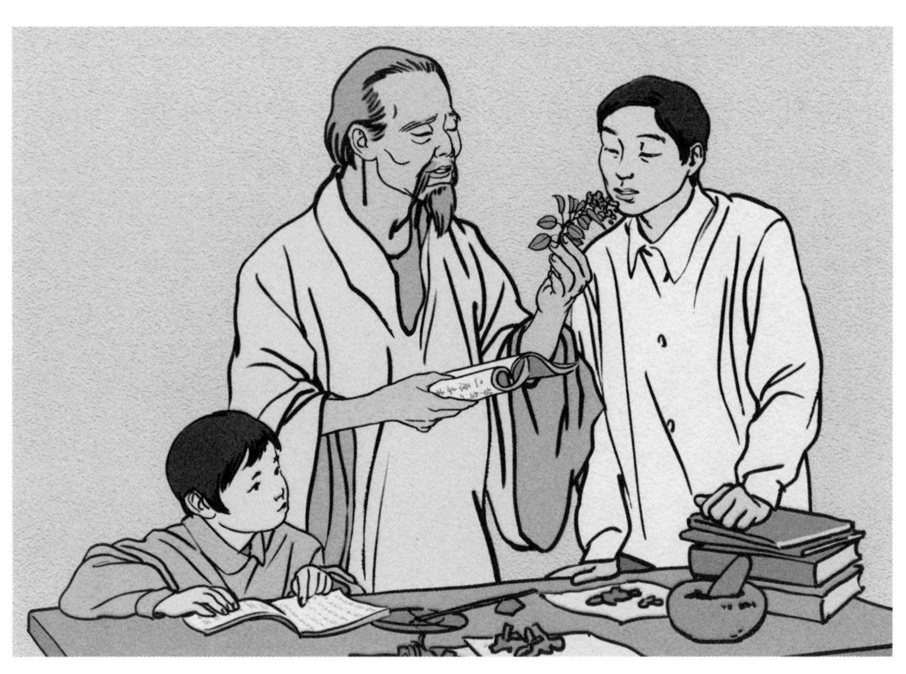

作为“国粹”，中国理应在中医药领域拥有更多的自主知识产权。因此，中医技术现代化、中医药现代化给青年中医提出了创新之路，而所有的变革需要来源于临床，来源于实践，我们传承创新的第一步，就是立足于临床实践。我们需要基于实践提出问题，促进思想创新，方能解决问题。

在发展的路上，我们希望能利用现有的资源为年轻中医师们提供平台，将老祖宗留给我们的民族宝库保护好、传承好、发展好。第一，我们要盯住经典和古代名医。中华数千年，有汗牛充栋的医典古籍，浩如烟海的中医历史文献有待我们深入挖掘、整理，继承历代名老中医的学术思想与经验。第二，对于当世的国宝级名医，我们要通过师承的方式将名老中医的学术思想和临证经验传承下来，一代人又一代人的责任，一代人有一代人光芒，努力学习葛老的治学精神，为中医药事业的守正创新发展贡献力量。第三，呼吁我们青年学子，要在传承优秀文化中涵养中医情怀，在守正创新中练就过硬本领，主动把“小我”融入“大我”，把“中医梦”融入中国梦，在爱国奉献中实现人生价值。正如习近平总书记的寄语，“努力实现中医药健康养生文化的创造性转化、创新性发展，使之与现代健康理念相融相通，服务于人民健康”。